修訂版

人體使用手冊2

吳清忠◎著

# 人體復原工程

THE USER'S MANUAL FOR HUMAN BODY 2

## THE PATH OF HEALING

運用科學管理的方式解說人體使用與修復的方法

吳清忠◎著

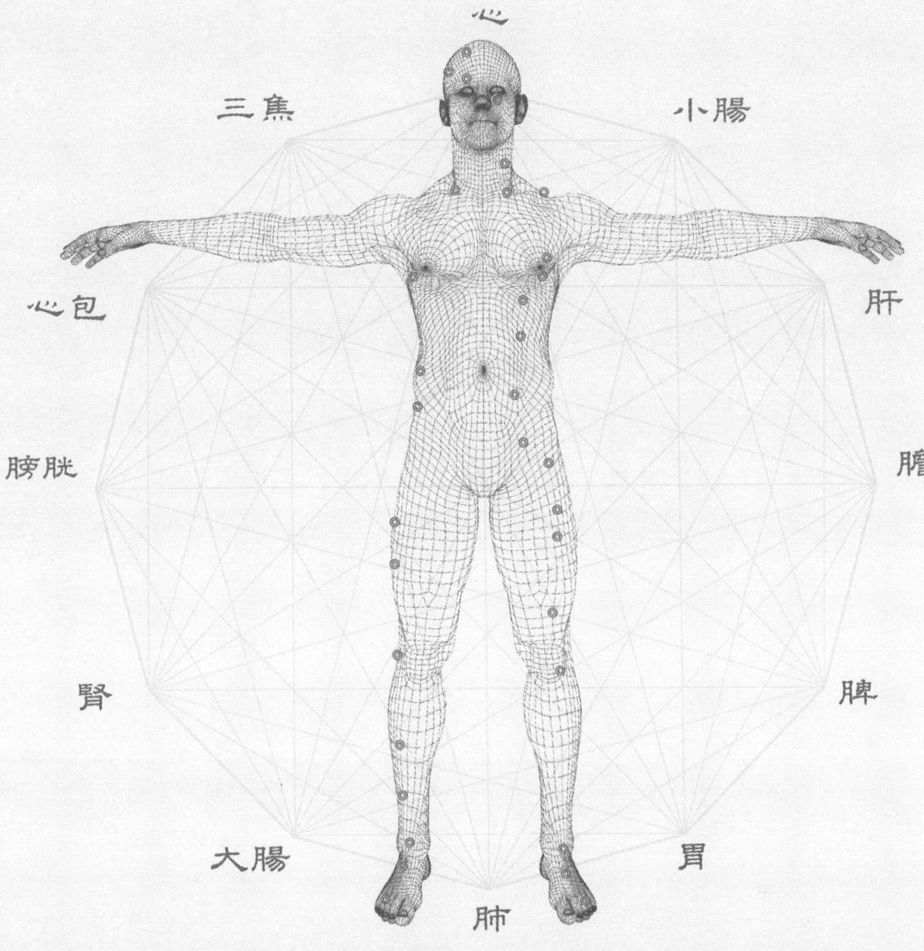


晨星出版

# 再版序

這本書初版在二〇〇八年，經過了近十年時間，我將內容做小幅度修改後，發行新版。修訂的主要是對「老化速度和回春」新的感悟，以及新發展的利用自我運動來做的「橫膈膜按摩法」。

二〇一五年開始我在台北設立了公司，開始就我自己開發的儀器設備，提供展示和客戶體驗。至今兩年多，這段經驗讓我對人體老化的減緩有更深入的理解和心得。因此對這本書中相關的章節做了更新。

這兩年來，利用經絡儀、晶束能椅、按摩椅等，經絡檢測和調理工具協助客戶調養身體。晶束能椅，是個奇怪的名詞，它是我研發的經絡調理工具，之前稱之為氣場束，後來改名為氣束能，由於氣功在大陸被污名化後，這些名稱變得很敏感。幾經考慮，再更名為晶束能，主要是水晶具有能量是眾所周知，至於其能量是不是氣場，就不是很重要了。

感謝長年支持的朋友，他們長期使用我們的方法。一方面，定期利用晶束能椅進行調理，在家用按摩椅按摩背上的膀胱經，加上早上規律的生活作息。兩年來他們的健康明顯改善了許多。臉色、體力和情緒都改善了許多。他們的經驗和過程幾乎完全印證了這本書的書名，《人體復原工程》，過程是緩慢的，不斷上升的生理狀況，其過程自己和周圍的人是不易發現的。但事隔一段時間不見的朋友，再見時就能發現似乎有什麼變化，但又說不上來。

從中醫望診的角度可以看到這些朋友的臉色愈來愈白，唇色從黑紫轉變為暗紅再轉變為粉紅。都是氣血逐漸回升的症候。在還沒有量測氣血能量的儀器之前，望診還是觀察氣血水平最理想的手段。這種變化都要隔上幾個月才看得出來，現代人多數沒這麼好的耐心，可以等這麼長的時間。但是這是臟腑回春的調理法，是比較理想的抗老化之道。

西醫講的免疫能力，和我在書中所說的自癒是不同的。拿汽車來比喻，可能比較容易理解。免疫能力有點像汽車壞了，進保養廠修理，這種修理不做不行。自癒機制比較像汽車的定期保養，車還沒壞，就先檢查看看那些零部件是不是過度老化了，是不是快出現故障了。在它們還沒故障之前，先行更新換掉，就不會在路上拋錨了。人體的自癒機制就是這個概念，每天會檢查身體各個系統，並且做必要的維修，儘可能保持每個臟腑都在理想的狀況中。

養生的目的，就在促使自癒機制能有更好的運行，讓內臟長保活力，人就能長保健康，老化也會減緩。

2017年11月18日

吳清忠

# 前言

從來沒想過我有一天會成為暢銷書作家，《人體使用手冊》本來只是我自己養生的心得記錄，用來提供給朋友養生參考的電子檔。有一次朋友問我能不能把檔案傳給他的朋友，我毫不考慮的同意了。我的想法是寫這本電子書的初衷只是想分享我自己的健康經驗，他的朋友多半是健康出了問題，和一個人的健康相比，書的版權顯然沒有那麼重要。

經過了三年，有一天在臺北的一家餐廳和老闆交換名片時，她很驚訝的告訴我正在看我的書。由於我從沒出版過書，怎麼會有人看我的書？可是當她從櫃子裡拿出影印的書時，那確實是我寫的。回家後趕緊上網，才知道已經是當年大陸網路最熱的一本書，網路上到處都能下載。

沒多久，一家臺灣的出版社找上了門，書就這麼出版了。雖然平面書出版了，可是我給出版商開了一個條件，必須在網路上公開宣示，繼續維持免費的網路版自由傳播。

二〇〇六年，書在中國大陸的網路書店成了年度暢銷榜的書，我就這麼成了暢銷書的作家。

《人體使用手冊》在二〇〇二年就完稿，已經是六年前的事了。這六年間，我遇見了幾位很好的老師，學習了許多新東西。我自己和家人的健康也在不斷的進步之中。人體的復原過程，是這六年來最主要的體會。我不是醫生，我的研究只是養生的心得，是每一個人都能自己做的。

## 把自己的身體當成企業一樣的管理

在中學的國文課本中，經常要讀古文。在課文的後面都有作者的簡介，常常看到簡介中有「略通歧黃」的加註。有一次看清宮的連續劇「康熙皇帝」，劇中康熙在外打仗時生了病，宮廷裡的御醫開了藥方，需要經過幾個軍機大臣過目才能放行。

顯然自古以來的中國，醫學不完全是專業領域，是每一個中文達到一定水準的人都能修習的科學。學習的程度並不像今天僅止於常識，而是達到可以開立處方的水準。今天的醫療法律限制只有醫生才能開立處方，無意中也限制了人們思考和學習醫學的界限。

記得有一天，一個成功的企業家請我吃飯，告訴我他最近一次身體檢查，查出大腸裡長了幾個腫瘤，希望我給他一點建議。

從外表看他，並沒有明顯的病容，他的腫瘤不是很大，應該不會有立即的危險。我建議他先遵從醫生的指示，如果醫生認為要割除，只要不會造成永久性的傷害就先割除。然後開始好好調養身體，他找我的目的就是想問我如何調養。

我問他對健康的看法，他說他一向聽醫生的建議，自己對中西醫都沒有研究，總認為那是專業醫師才有能力瞭解的。

我告訴他，他從小企業成長到今天的大規模，必定需要不斷的學習企業管理的知識，自己處理企業的問題。雖然企業長期請了管理顧問做為企業的醫生，但是管理顧問的建議僅供參考，管理的工作和企業的各種決策，最終還是得他自己做。

身體和企業是一樣的。企業的問題常常出在經營者身上，只有企業家自己能解決。人體也一樣，大多數的疾病就像企業裡的問題，必需自己改變才能改善，不能全靠醫生。

我建議他要像學習管理企業的知識一樣，花點精神學習養生的知識，自己主導養生和去病的工作，做身體真正的總經理，才能擺脫疾病得到健康。

學習健康的養生知識，並不會比學習企業管理的知識困難。特別是一個成功的企業家，一定有清晰的思路和邏輯。只要把醫學當成自己也能學習的一門學問，打破莫虛有的知識界限，自己建立正確的健康知識，就能用管理企業同樣的邏輯來管理自己的健康。

我深信一個成功的企業家，一定有能力管好自己的健康。「不為良醫，則為良相」是中國古代的名言，說明醫學和管理的道理是相通的。

# 目錄

# 第一篇

# 科學的中醫



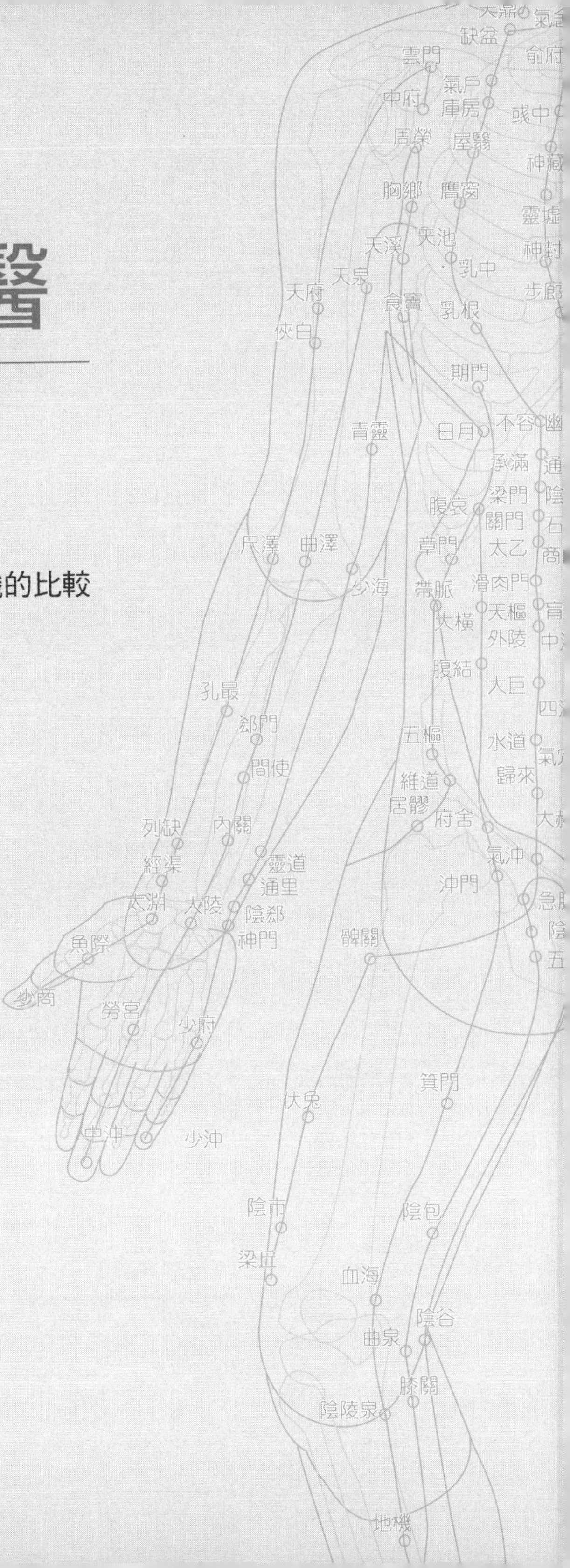

缺盆
雲門
俞府
中府
氣戶
庫房
彧中
周榮
屋翳
胸鄉
膺窗
天溪
天池
乳中
天府
天泉
食竇
乳根
俠白
期門
青靈
日月
不容
承滿
梁門
腹哀
關門
尺澤
曲澤
章門
太乙
少海
帶脈
滑肉門
大橫
天樞
外陵
腹結
大巨
孔最
郄門
五樞
水道
間使
維道
歸來
居髎
府舍
列缺
內關
靈道
氣沖
經渠
通里
沖門
太淵
大陵
陰郄
魚際
神門
髀關
少商
勞宮
少府
箕門
伏兔
中沖
少沖
陰市
陰包
梁丘
血海
陰谷
曲泉
膝關
陰陵泉
地機

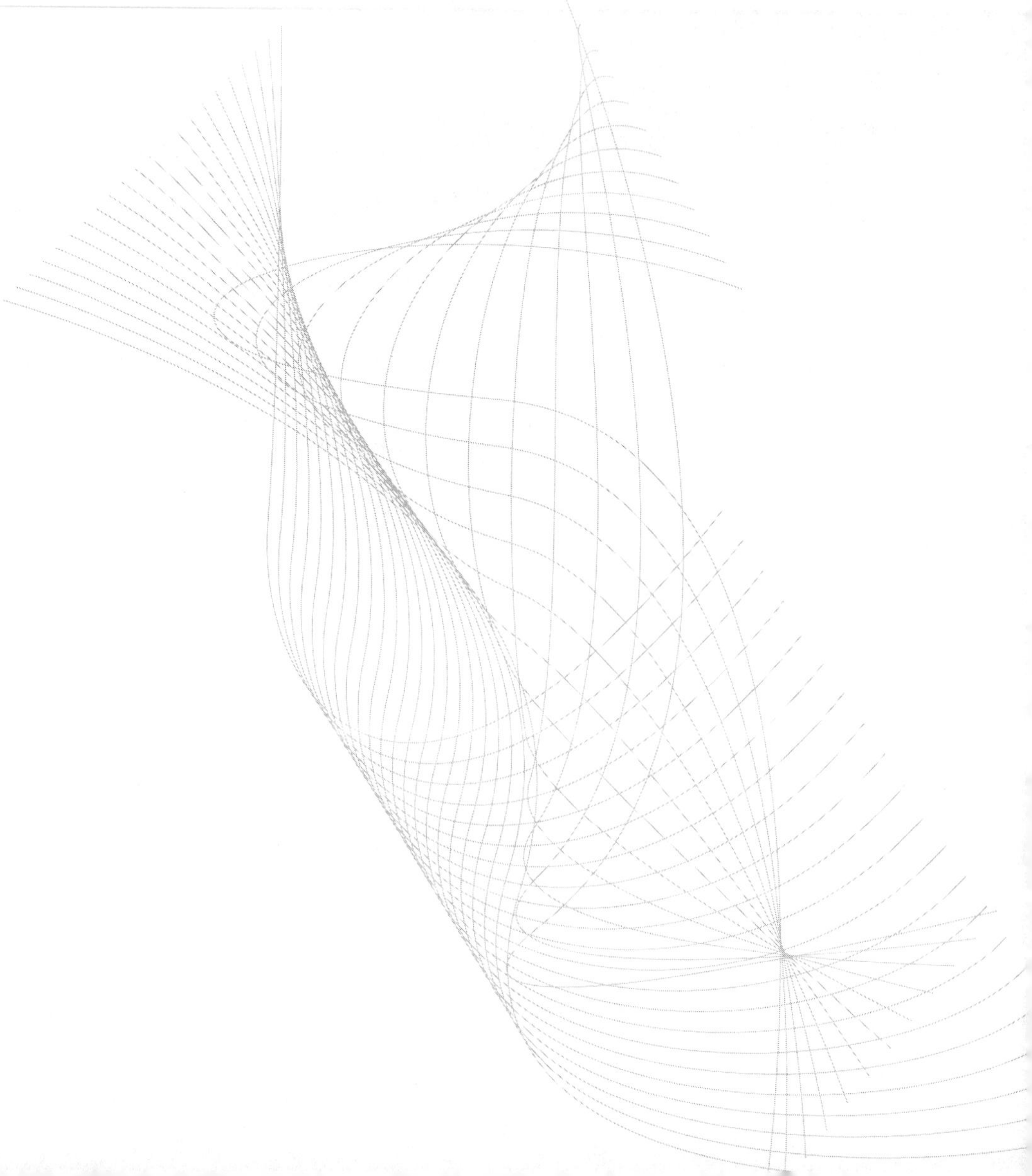

【第一章】

# 五臟六腑的科學意義

早期臺灣的電子業曾經有一段期間，從事仿造日本設計的電動玩具機。那是一種產品設計的方法，在完全不知產品的設計原理的狀況下，僅從硬體的解剖，利用反向工程技術（Reverse Engineering），完成產品的仿製。

現代醫學對人體的研究很像這種反向工程技術，不明白人體的設計原理，直接從硬體解剖下手，看到什麼算什麼，完全以眼見為真的邏輯為依歸。受限於人類當前的科技能力，利用這種手段，只能發展出非常有限的知識，以致許多慢性病的真正原因仍然無法找到。

物理學對於未知領域的研究，首先會建立假設性的模型，再拿實際的結果來套入模型，如有差異，則修正模型；經多次修正之後，模型和真理才會逐漸趨於一致。

例如，太陽系遠方星球的發現，是先觀察比較靠近地球的星球和太陽的距離，並發現每一個星球和太陽之間的距離，呈現數學上的規律性。且依據這個規律，建立了一個理論上的太陽系模型。再依據這個模型推算在某一個位置，應該另有行星的存在。後來果然在那些預測的位置找到了太陽系的新行星。

另一個著名的例子，是原子結構的研究，至今沒有任何設備能夠實際看到原子內部的結構。科學上的原子結構理論，也是先建立一個假設性模型，再用各種原子的現象逐漸驗證，才慢慢找出原子可能的結構。

中醫臟腑的陰陽五行理論，就很像物理學的系統模型。這是一個假設性的模型，不但詳細說明了人體內各個器官之間互相的關係，並且對人和自然界的關係也做了詳細的陳述。有了這種理論模型，中醫在推論疾病的原因時，就有更多推理的因素和邏輯，可以更精確的找到疾病的原因。

例如，小腸的疾病，可以用臟腑互為表裡的理論，找到小腸和心臟的表裡關係，因而發現原來疾病的根源來自心臟。但在西醫的體系裡，沒有這種臟腑關係，小腸的疾病永遠不會被認定和心臟有任何關聯。

以當前的科學能力，人類對身體的知識極為有限，更不明白人體設計的邏輯，如果主流醫學繼續堅持實證道路的發展，那麼人類可能還要忍受很長時間的醫學發展停滯期，歷幾十年後各種慢性病仍然找不到原因，更找不到治療和防治的正確方法。

我覺得醫學的研究應該如同物理學的研究，可以先接受中醫所建立的人體模型，或多建立幾個假設性的完整人體模型。利用模型來解釋各種現象，進而逐步調整模型中的各種假設，也許從這個方向，才有機會發展出對人類更有用的醫學理論。

# 中醫與西醫的差異

西醫從解剖學來研究人體，但解剖的是死人，死人和活人有很大的不同。例如，人有情緒，死人沒有情緒，而情緒對生理的影響，從解剖學中是很難觀察的，但情緒卻可能是大多數慢性病真正的根源。

又例如，中醫的針灸師在活人身上扎針，當針到達穴位正確的深度時，會出現黏針的感覺，醫生的手感也會不同。而病人則會出現痠、脹、痲的感覺，表情也會有些變化。這時醫生自然知道自己扎的針已經到了正確的位置。但在死人身上扎針，針沒碰到骨頭是不會停止的，扎針的人沒有任何感覺。此外，中醫認為經絡裡存在著體液的流動，但解剖的死人血壓消失，所有體液都不再流動，其經絡就會無從觀察。

從這幾個觀點來看，中醫是研究活人的科學，西醫則是以死人為基礎的科學。活人是動態的，死人是靜態的，這是兩種完全不同的科學，評價和驗證的方法自然也會不一樣。從科學研究的方法來看，中醫建立的模型可能更具科學性，也更有機會找出解決問題的方法。

西醫面對某種疾病，總能發展出特定的藥來醫治。但中醫面對相同的病，卻有許多不同的藥，醫生得視病人每天的狀況，調整用藥。因為中醫認為人是活的，身體是不斷變化的，每一個人每一天的情形都不同，不能一味藥吃到底。

例如，一個已經出現腹水的癌症患者，開始時，可能需要針對他當前的急症予以緩解，這時需要一邊調理血氣，同時要去除表面症狀，以提升脾臟的能力，去除腹水的威脅，標本兼治；當第一階段的治療見效，腹水去除了之後，第二階段，可能就要著重於血氣的調養；在調養的過程，由於腹水是脾極虛的現象，脾主思，患者可能會出現嚴重沮喪和憂鬱的情緒，使得睡眠出現障礙，肝火上升，這時就需要調整藥物，泄除肝火；血氣上升了，身體便會開始出現排寒氣的症狀，這時又要調整藥物，協助身體排除寒氣……。治病有如作戰，隨時需要瞭解敵情，調整作戰策略，很難有固定的方子。因為身體有萬千的變化，病人的情緒又難以掌握，這就是中醫不容易學好的原因。

《黃帝內經》是一本非常獨特的書，雖然作者假藉黃帝和岐伯的對話來陳述醫理，但作者觀察人體的視角，卻是從人體設計者的觀點出發，也就是作者模擬造物者的角度，陳述整個人體的模型。雖然這本書在兩千五百年前就已完成，但是這種陳述的方法，卻和現代物理學的理論模型有異曲同工之妙。

整本書首先對人體的系統，做非常詳細的說明和解析，隨後又說明正確使用身體的方法，以及身體使用不當時會出現哪些疾病，最後再說明各種疾病的治療和養生的方法。

《黃帝內經》就像現代電器用品的「使用手冊」，通常「使用手冊」是產品設計者才有能力寫的，內容包括「系統概述」、「使用方法」、「可能出現的故障」、「維修手冊」四個主要部分。《黃帝內經》的內容正好涵蓋了這四個部分。《人體使用手冊》書名的靈感，是我第一次看《黃帝內經》時的真實體會，書名表達這是模擬設計者的視角來觀察人體的書，如「圖一」。

「五臟六腑」是一個中國人耳熟能詳的名詞，在我學習中醫之前和大多數的中國人一樣，從來不覺得這個詞有什麼特別的意義。直到我想把書翻譯成英文時，才發現只有中醫把人體的內臟分成「臟」和「腑」，「臟腑」在英文裡找不到相應的字。為什麼中醫要把人體的內臟分為「臟」和「腑」兩大類呢？

## 以設計者觀點所寫的使用手冊

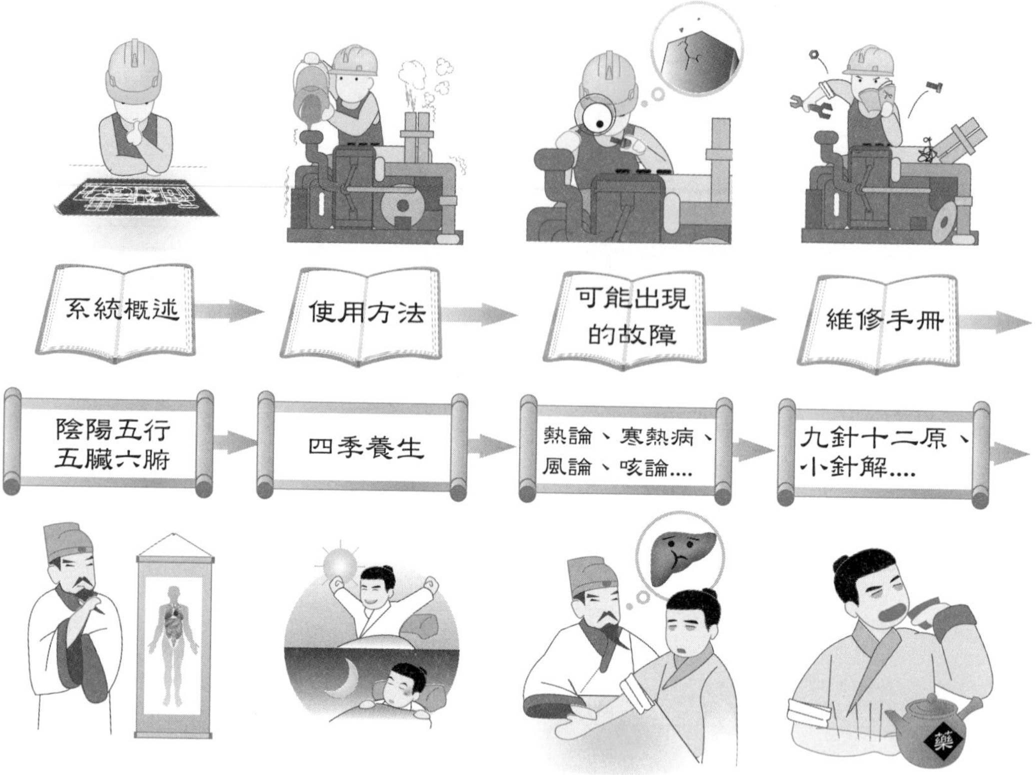


**圖1：**黃帝內經是中醫最古老的經典，其內容及結構和現代設備的使用手冊非常接近。例如，內經裡先利用陰陽五行以及臟腑的理論，講述人體整體系統結構。這部分和設備使用手冊中的系統概述是一樣的。接著內經再教導人們應如何順應四季的變化來生活。這部分正是使用手冊中的使用方法。隨後又說明許多疾病的成因，這部分則一如使用手冊中所提出的可能故障。最終內經花了很大的篇幅說明各種疾病對治的方法，這部分可以說是使用手冊中的維修手冊。

中醫的「臟腑」是從十二條經絡來的，最早有人發現人體有十二條和內臟相應的經絡，包括心、小腸、肝、膽、脾、胃、肺、大腸、腎、膀胱、心包和三焦。人體是一個完整的系統，每一個內臟之間必定存在著緊密的關係。也就是人體這個大系統是由十二個子系統構成，這十二個子系統之間的關係必定非常密切，只有把這十二個子系統之間的關係釐清楚，建立人體的運行邏輯，就能找到治療疾病的方法。

如「圖二」，十二個內臟

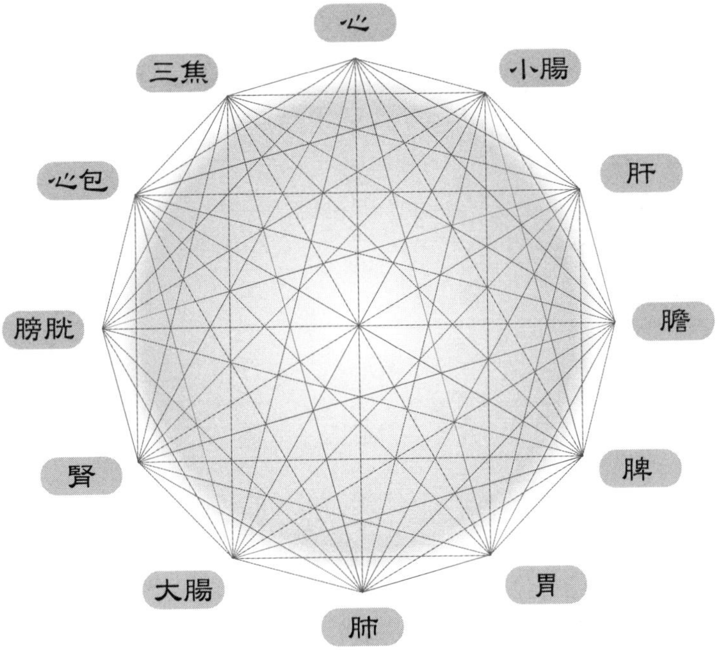


**圖2：**十二個子系統之間有六十六條關係線。

之間的關係總共有六十六條關係線，要釐清這麼多子系統之間的關係，是一件極為困難的工程。因此，釐清內臟之間關係的工作，必需從簡化系統做起，透過系統的分析進行簡化，減少其間的關係線。

從人體的經絡中可以發現在手上的六條經絡（心、小腸、肺、大腸、心包和三焦）中，存在著三對相應關係。心和小腸一對，肺和大腸一對，心包和三焦一對。經絡的本體均深藏在手臂的中間，而且每一對經絡的最裡層極為接近，經絡的變化應該是同步的。

心包和三焦主要掌管人體的血和氣。心包主血，三焦主氣，是人體的能量系統，可以先從十二個子系統中移出，剩下十個子系統。

如「圖三」顯示手上三對相應臟腑的經絡。從圖中可以看到心經和小腸經、肺經和大腸經、心包經和三焦經實際的距離非常接近。

在臨床上也發現，這些相鄰經絡的器官，的確存在著非常近似的同步變化。例如，當肺部受寒或排寒氣時，大腸會有相應同步的反應。通常在感冒期間，大便會隨著感冒而出現便秘的狀態，當大便開始通暢時，感冒也就快好了。

同樣的情形也出現在腿上的經絡，脾經和胃經、肝經和膽經、腎經和膀胱經，

## 針刺穴位剖面圖

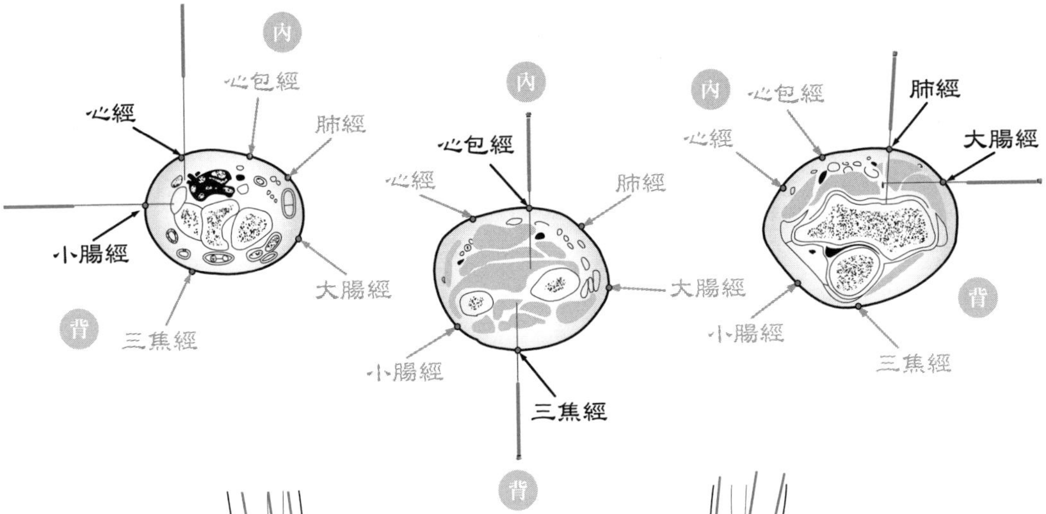


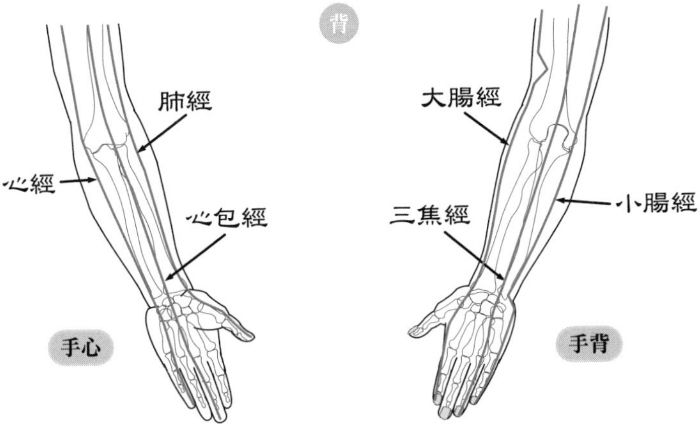


## 手臂經線圖

**圖3：**人體手上有六條經絡，其中存在著三對的組合，雖然經絡可以從皮膚的表面定義，但是真正的經絡在身體的內部。圖中顯示針刺穴位時，心經和小腸經、心包經和三焦經、肺經和大腸經的實際針尖位置是非常接近的，每一對接近的經絡，在經絡部位的變化是互相緊密影響的。雖然心臟和小腸、肺和大腸的實際位置並不在一起，但是其運行會受到經絡的實際影響。因此，相鄰經絡所對應的臟腑，會出現同步的變化。中醫稱為互為表裡的臟腑。

## 針刺穴位剖面圖

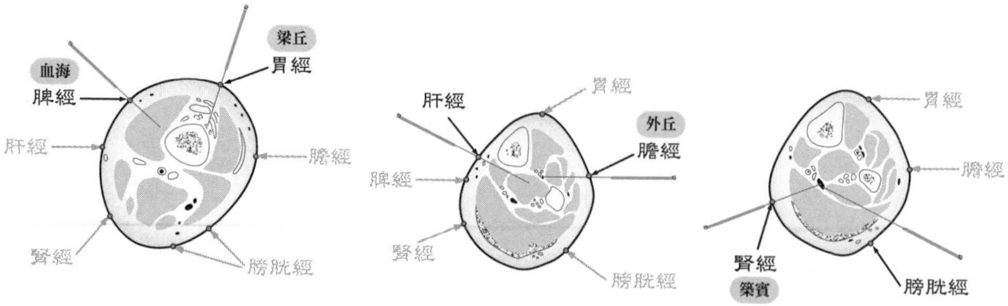


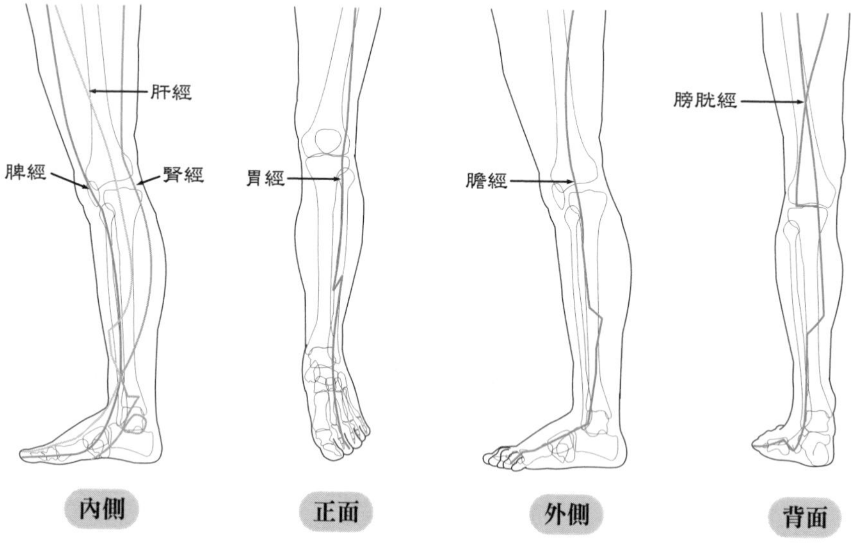


## 腿部經線圖

**圖4：**人體腳上也有六條經絡，和手上的經絡相同，腳上的經絡也存在著臟腑相應的現象。脾和胃、肝和膽、腎和膀胱是腳上三對相應的經絡。

都是成對存在著。進一步分析每一對內臟，可以發現其中必定有一個是實心，或者是內部存在著複雜結構的內臟，另一個則是空心的容器，而每一對內臟之間也存在著許多相似的同步反應如「圖四」。於是把實心或存在著複雜結構的內臟定義為臟，空心的容器定義為腑。每一對臟腑則定義為「表裡對應」。

十個子系統分成臟腑之後，成了五臟五腑，每一個臟和一個腑同步變化，可以視為同一個子系統。於是十個子系統就簡化成了五個子系統。五個子系統之間的關係線就從六十六條簡化為十條，如「圖五」。這麼一來就可以套用中國傳統的五行理論進行內臟間關係的分析。

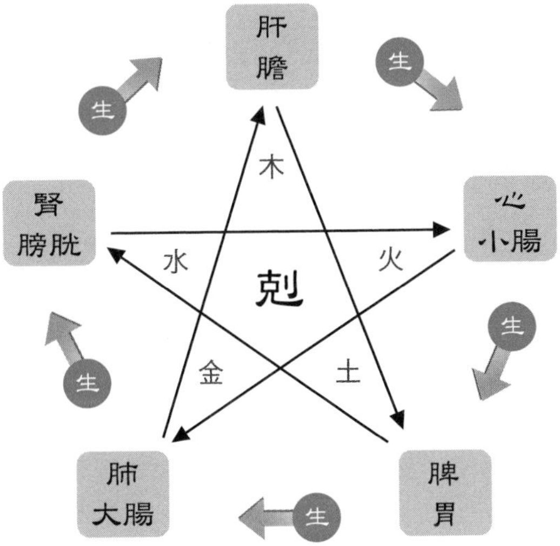


**圖5：**人體的十二個子系統，經過臟腑分類並且找出臟腑相應的關係之後，再將主血和氣的心包和三焦移開，就剩下五個子系統。子系統間的關係線從六十六條簡化為十條，就可以套用中國人分析系統的五行理論來分析疾病。

雖然在中國人的口

語中談的是五臟六腑，但三焦指的是人體的胸腔和腹腔，並沒有獨立存在的器官，所以實際上存在的器官有五臟和五腑。

從這樣的分析可以理解，中醫把內臟分為臟腑，是人體內臟進行系統化分析的第一步。把十二個子系統的複雜體系，簡化成五個子系統，進而就五個子系統之間，理出彼此相互的關係，人體內臟的運行邏輯於是成形，如「圖六」。

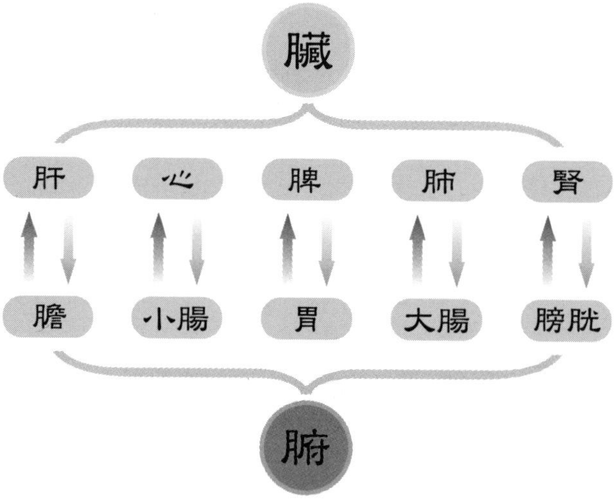


**圖6：**中醫是世上唯一把器官分為臟腑的醫學理論，臟指的是心、肝、脾、肺、腎，是實心或擁有複雜結構的內臟。腑指的是小腸、膽、胃、大腸、膀胱，是空心容器形態的內臟。每一個臟和一個腑相對應，在病理上經常有同步的變化。例如，小腸的疾病常常是心火引起的；感冒時雖然是肺臟的問題，但是和大腸相關的大便也會出現不順暢。

今天各種慢性病之所以找不到疾病的原因，與找不出人體內臟之間關係的系統邏輯，很可能就是其中最大的因素。只有釐清各個內臟之間的關係，才有機會明白身體內部的運行邏輯。就這個觀點而言，中醫在系統分析的科學化方面要比西醫進步了三千年。「五臟六腑」、「臟腑互為表裡」這些中國人耳熟能詳的名詞，其背後皆蘊藏著非常重要的科學意義。

古時候，人類接觸和製造的產品都很簡單，多數人很難理解這種系統的概念。因此，把這種五行的系統概念稱為玄學，所謂玄學就是多數人難以理解的東西。近代電腦科技的普及化，大多數人都具備了系統學的基本知識，不能再用玄學來看五行理論，可是仍然有部分科學家因為中醫使用五行概念而認為中醫不科學，這其實是缺乏系統學概念所致。

這種五行概念的臟腑運行理論，就像物理學的各種理論在證實之前的假設模型一樣，需要科學家繼續努力很長的時間才能完成實證工作。在當前所有慢性病的原因都「不詳」的年代，這種研究方向比以「反向工程手段」為主的現代醫學更科學，也更有機會找到人體的真相，並發展出真正的疾病防治技術。

# 人體的臟腑與企業組織的比較

我從事企業諮詢工作近二十年，企業體是我熟悉的另一種「系統」。在進行諮詢工作時，首先得對企業進行系統分析，有趣的是企業內部的職能也是五個元素：生產、銷售、人力資源、研究發展和財務，我們常稱之為產、銷、人、發、財。同樣的，也可以就企業的這五個職能，進行五行的分析。

「圖七」是就這五個企業職能整理出來的五行圖。起步時只要有人才（木）就可以開始從事代理銷售（火）工作，銷售即能開始賺錢（土），賺了錢再投入開發產品（金），有了產品再投入生產（水），這種順序即是相生的關係。

我經常以一家臺灣非常成功的電腦公司的創業過程做為例子來說明。這家公司最早在一九八〇年代初期，由一群電子科系畢業的年輕人（人）募集了很少的資金成立，開始時從事代理微處理機晶片和開發系統的銷售（銷），在銷售中慢慢累積資本（財），有了資本之後就投資進行產品的開發（開），開發了產品就投入生產（產），開始生產之後，公司開始大幅增加人力……。

這家公司的這種創業途徑，可以說完全是依著五行順序發展，因此初期所需要的資金最少，最終卻創建了臺灣最大品牌的電腦公司之一。如果一家企業從生

## 五個企業職能與五行對應圖

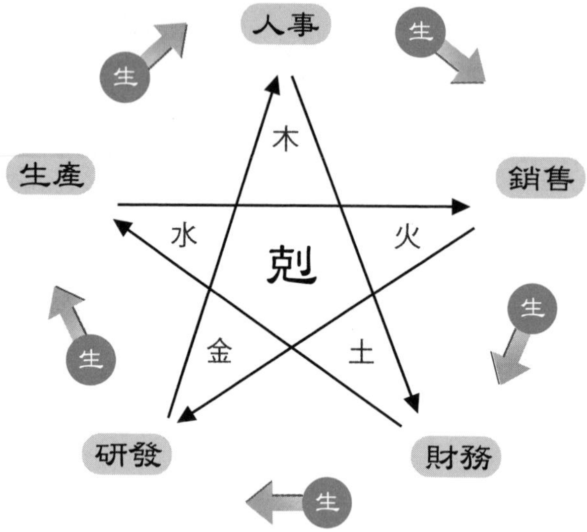


**圖7：**五行理論是系統分析非常理想的工具。例如，用在企業管理的分析時，把企業分為產（生產）、銷（銷售）、人（人力資源）、發（研究發展）、財（財務）五個職能。其中

**人才**——如樹木的追求成長，屬木。

**銷售力**求暢旺如火，屬火。

**財務**——如土地般滋養萬物，屬土。

**研發**的目的在將財力轉換成最有價值的技術，屬金。

**生產**追求如流水般的順暢，屬水。

管理企業就在力求使其相生的能量朝向最大的方向成長，並且調節資源的分配，降低相剋的力量維持企業的平衡發展。

產系統開始創業，相對的初期所需要投入的資金必定比較大，同時由於人才缺乏訓練和整合，也缺乏銷售系統的支持，創業的風險必定大得多，而成功的機會也就小很多了。

有一個朋友集資開發了一套軟體系統，然後投入市場，經過了許多年的奮鬥，最後以失敗告終。我分析他的失敗，他是先有人才（人），但是跳過了銷售這個環節，透過集資的手段取得資本（財），然後投入開發產品（發），進行生產（產），結果最終還是失敗於銷售這個環節。

由於在起步時跳過了銷售這個環節，使得他們的產品在完成開發投入市場時，需要做許多調整，也就是起步所開發的產品並非完全依著市場的需要而製造。當產品推進市場時，必需嘗試建立幾種不同的銷售體系來銷售產品。這時整個公司已經形成了較大的規模，像艘大船一樣，隨便轉個方向都很費力，也要付出很多的成本。如此，企業有限的資源，就在幾次的折騰之後消耗殆盡。

在企業經營的過程中，當用了過多人力（木），會出現財務（土）的困難（木剋土）；成本（土）太高會給生產（水）帶來難度（土剋水）；生產（水）量過剩會給銷售（火）帶來很大的壓力（水剋火）；銷售（火）成績暢旺，會需要更多的新產品可以賣，因此給開發（金）部門帶來壓力（火剋金）；開發（金）部門的工作量增加，就需要更多的人才（木），人力資源部門的工作就又增加了（金剋木）。這是五個職能相剋的關係。

企業在經營的過程，難免由於經營者的疏失，而造成內部功能的不平衡。某些部門資源投入過多，或發展太快，使其相剋關係的另一個部門產生壓力。而管理企業最重要的工作就在於防止這種失衡現象的出現。

在企業不斷運行中，如何利用有限的資源，保持五大職能相生的機制正常運行，促使企業不斷的成長，同時避免相剋機制的掣肘造成企業的傷害。經常維持這五個職能的均衡發展，是企業經營者和諮詢顧問最主要的工作。這和中醫治病時，醫生使用各種手段，提升病人的血氣能量，同時維持五臟六腑的平衡是相同的道理。

從這個例子來說明五行理論並不是玄學，而是系統分析時很好用的一種理論模型和工具。

# 第二篇

# 正確的健康觀念

## 第1章　疾病的定義

＊不舒服的症狀不一定是疾病

＊沒有症狀並不一定就沒有病

## 第2章　血氣能量

＊沒有症狀的健康惡化

＊血液是能量和物質的載體

＊生物體內的物質轉換

＊老化速度和回春

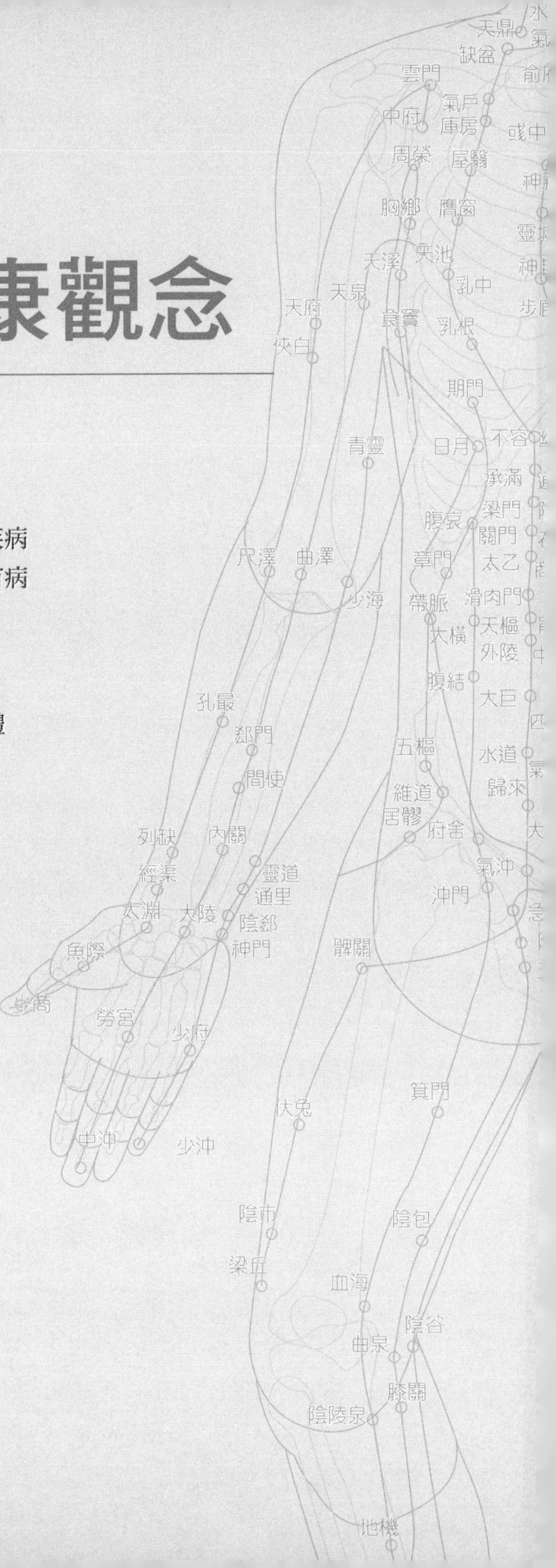

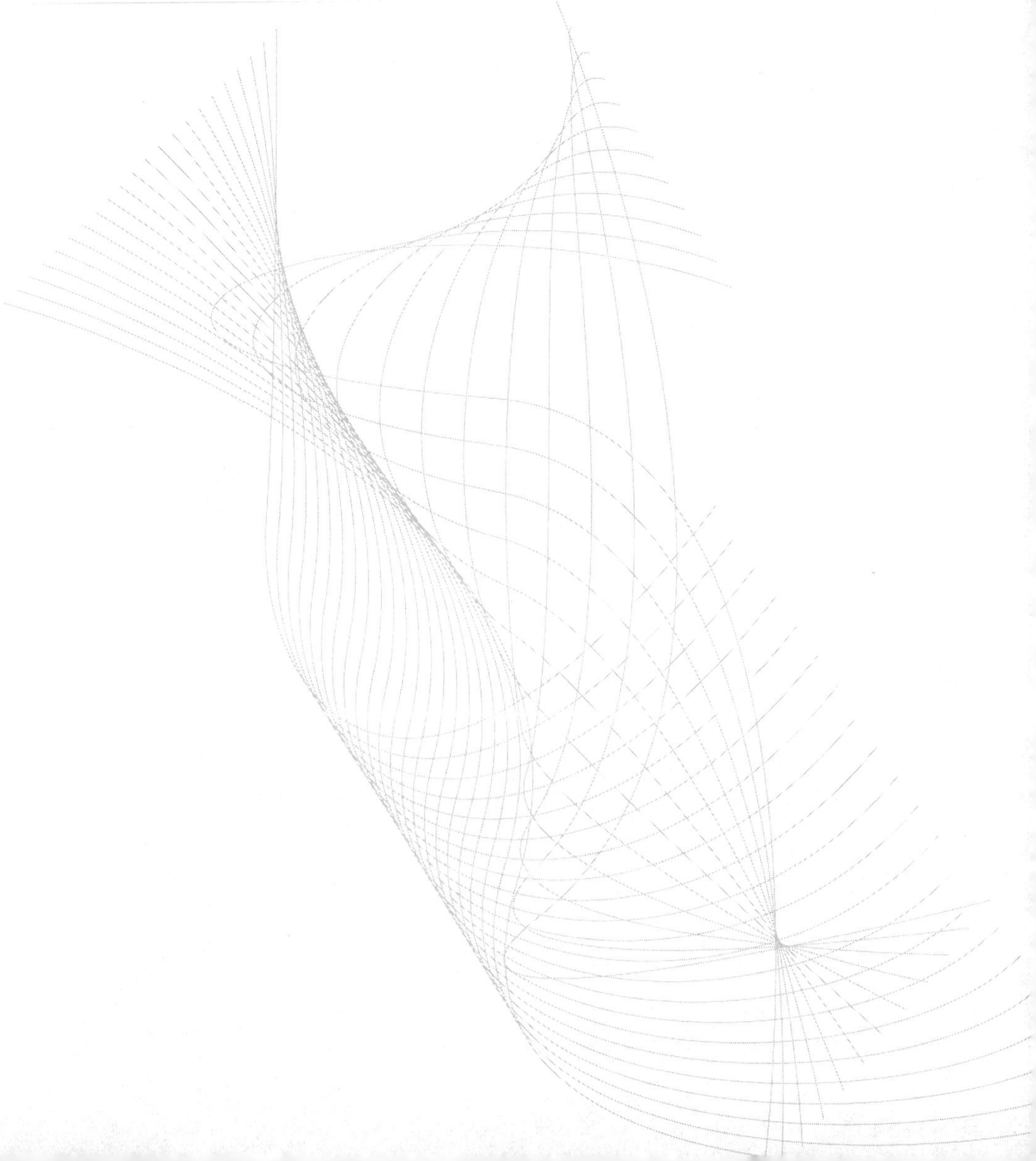

# 疾病的定義

## 不舒服的症狀不一定是疾病

當我們身體出現異常或有不舒服症狀的時候，現代醫學教導我們這是「身體出現了故障」，也就是你生病了。隨著教育的普及，這種觀念已經根深蒂固的成為大多數人的直覺反應。這是一種對身體完全不信任的態度，認定我們的身體沒有太高的智慧，經常都會犯錯，生病就是身體出現了錯誤的現象。

雖然現代醫學在理論上認同身體有自癒的能力，但在實際診斷和治療的過程中，卻完全否定人體的自癒能力。從下列兩項事實，即能說明這一點：

**◎從來沒有人在身體不舒服時，被醫生診斷為：「你的身體正在修復某個器官。」醫生總是說他的某個器官出了問題，「器官異常反應就是疾病」這**

是現代醫學的標準邏輯。

◎在各種檢查的數值中，也都會有一個正常值的範圍，超出範圍時，就被定義為異常，而異常即被歸類為生病。但醫學上卻從未定義某些症狀或檢查結果是身體正在修復器官的現象。

從這兩個事實來看，現代醫學如果不是完全否認身體有任何自癒的能力，就是認定身體修復器官時：

◎不會有任何不適的症狀。

◎體內的化學檢測指標不會有任何異常。

事實上，當我們皮膚被刀割傷時，一定會出現紅腫、疼痛、發癢、結痂等不適的症狀。常識判斷，這些症狀都是身體修復皮膚時必然出現的現象。「割傷」是病，後續的「紅腫、疼痛、發癢、結痂」是身體修復傷口時產生的症狀。最後掉下來的痂，則是修復過程中所產生的垃圾。在傷口修復的過程中，醫生只能在表面上塗上消炎藥，所有生肌長肉的修復工作全是身體自己進行的。就這個例子看來，很明顯的身體裡存在著強大的自癒能力。這種治癒能力不但發生在皮膚上，同樣地在其他器官裡也必定存在著。

身體內部的器官也同樣存在著自癒能力。在自癒過程中，身體也可能會出現一段時間的不舒適，同時也會產生垃圾。皮膚上的垃圾掉到地上就算了，但體內垃圾的排除就沒那麼容易了。由於這不是日常應有的垃圾，而是額外的垃圾，身體原有的排泄通道，可能因這些新增的垃圾而出現阻塞的現象，因此身體甚至會啟用一些平時不用的排泄通道，因而出現不適的症狀。這時大多數人會由於身體的不適而到醫院檢查，進行驗血和驗尿，然後可能會出現異常的結果，而被判定身體生病了。那些血液和尿液中異常增加的垃圾，可能有一部分是身體修復時產生的。

在觀察自己和朋友的調養過程中，先後出現許多類似打噴嚏的修復症狀。例如，感冒、蛋白尿、心悸、心律不整、短期失眠、頻尿、喉嚨痛、頭痛、不明原因疼痛（經絡痛）、臉部浮腫、腰痠背痛、濕疹、香港腳等症狀，如「圖八」。朋友中，也有人在調養過程中，曾經出現短期血液中的血脂肪、血糖、膽固醇突然大幅增高的現象。

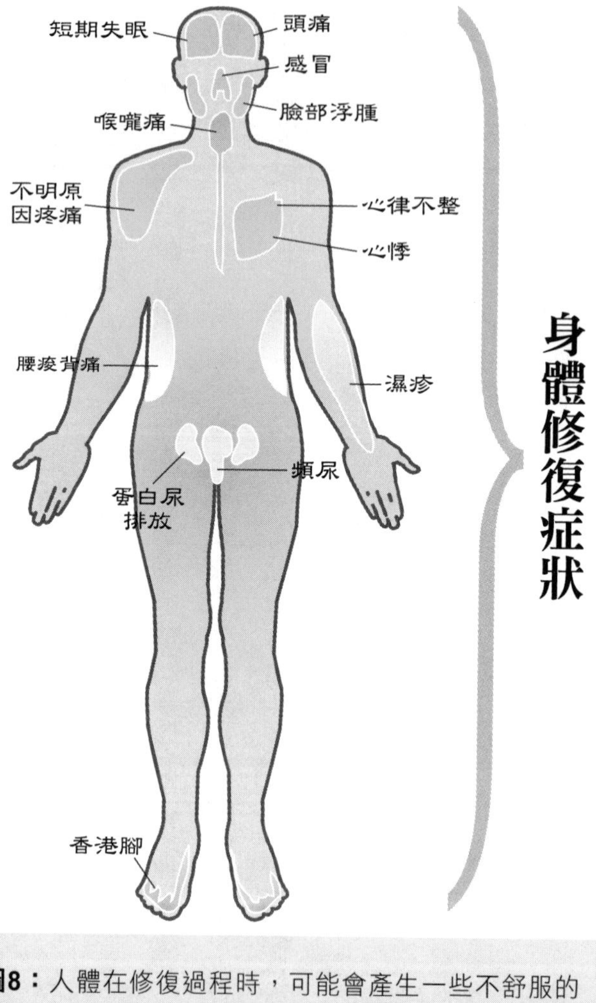


**圖8：**人體在修復過程時，可能會產生一些不舒服的現象；有時候，這些反應或許只是顯示身體正在復原，所以不需要馬上就定義為生病了。

當現有的檢查體系把身體所有的不舒服全數歸類為疾病時，這些身體修復機制所造成的症狀，幾乎全部都被定義為疾病。這種情形，就需要思考下列幾個嚴肅的問題：

◎現代醫學到底有多少治療手段，對抗的是身體的修復機制，而不是真正的疾病？當我們生病時，現代醫學提供的是正面的協助，還是負面的干擾甚至破壞？

◎身體的修復機制被這些治療手段干擾甚至終止之後，對身體產生了多少負面的影響？

◎有多少重病，是這類不當治療手段，長期累積所造成的結果？

現代醫學可能連疾病的定義都存在著很大的問題。許多養生方法中，都談到當調養方向正確時，身體會出現許多不適的症狀。並為這種症狀定義了一個名詞：「好轉反應」或「瞑眩反應」。這些「好轉反應」很可能多數是身體修復機制所造成的症狀。

管理學裡有兩個做事的原則，第一個是「做對的事」，第二個是「把事情做好」。正確的工作方法必需先選擇對的事，再把對的事情做好。長期以來在醫學體系裡，似乎大多數人並沒有想過選擇「做對的事」，多數人只著重於「把事情做好」。許多人花了畢生的心血，也許只是把一件錯誤的事情做好而已。

中醫有一句名言：「治病不治症。」當身體出現不舒服的症狀時，醫生必需透過辨證論治的推理手段，從症狀依著身體運行邏輯的模型，找出真正的疾病根源。治療的目標是疾病的根源，而不是症狀。

醫生如果不經過這種推理的工作，直接把心力放在如何消除症狀，有時候消除症狀的手段，卻很可能使身體受到更大的傷害。治療疾病的根源就是「做對的事」，用錯誤的手段消除症狀，就算真的消除了症狀，常常只是把疾病轉到身體更深的層次裡，這種情形就是「把錯誤的事情做好」。

以感冒為例，寒氣剛進入身體時，先停留在身體的表層，這時喝點發熱的食物或藥物就能把寒氣排出。排寒氣時會出現打噴嚏、流鼻水或其他不舒服症狀。如果把這些症狀當成疾病，把打噴嚏、流鼻水當成鼻炎來治，用藥物直接終止症狀，結果停止的是身體的排寒氣工作，寒氣只好繼續留在身體裡，時間長了，再往身體更深層的肺裡轉移，造成身體更大的傷害。

## 沒有症狀並不一定就沒有病

「圖九」是一張人體的年齡與血氣能量圖，初生的嬰兒血氣最高，隨著年齡的增長血氣不斷下降。在幼年時期多半的孩子都處於陽虛階段的能量水平，由於身體的能量仍然很高，因此，當疾病侵入時，身體會很快的進行防禦和修復，也因此製造了不少症狀。

例如，哮喘即是幼兒很容易出現的疾病症狀，當出現這種症狀時血氣是處於陽虛階段。如「圖十」是哮喘發生時，有兩種消除症狀的方法。哮喘通常在陽虛血氣時比較容易發作。當血氣上升超過了陽虛水平，則身體就有能力把體內的寒氣排淨，當身體

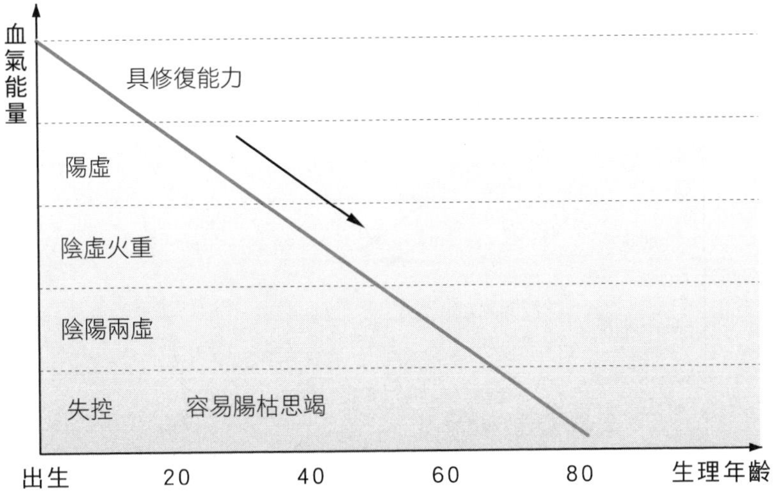


**圖9**：年齡與血氣能量圖。

不再排除寒氣，即不會再出現哮喘的症狀。當血氣下降至陰虛水平，身體的能量也就會降低，不是很嚴重的寒氣身體便不再反應，如有反應時的力度也會減低，這時哮喘的症狀也就不會再出現。

許多醫生會告訴孩子的家長，這種症狀，長大一點就會好了。其實並不是孩子長大，抵抗力提高了才不生病。而是孩子長大了，沒有足夠的血氣，症狀就不再出現。症狀的出現與否和疾病是否康復，有時並沒有直接對等的關係。常常是身體有能力排除寒氣，開始排除寒氣時，才會出現症狀。

許多慢性病都有發作的血氣區

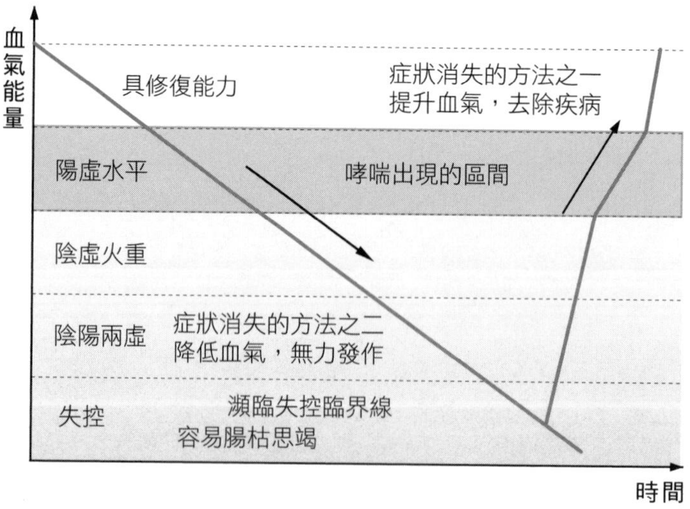


**圖10**：兩種消除症狀的方法。

間，只要血氣提升超過了那個血氣區間，身體就會開始清除疾病。例如，甲狀腺亢進常出現於「陰虛」水平，糖尿病則常出現於「陰陽兩虛」水平。這兩種病屬於血氣能量過度透支造成的結果，因此，提升血氣，遠離其發病的血氣區間，就有機會擺脫疾病。

不過也有例外，有些疾病是幼兒時期部分器官發育不全所造成的，等年齡稍大發育完全了，就不會再發作。例如，癲癇症的幼兒，長大後腦部發育好了，有可能症狀就不再發生。

有一群朋友聚餐，大家都出現腹瀉，只有一位一點事也沒有。傳統的概念，認為這個朋友的腸胃最好，事實真的如此嗎？

當身體吃了不潔的食物，最好的策略是儘快把它排出去，腹瀉是人體的第一道警戒線。如果身體內部環境比那些不潔的食物更髒，那麼就不會出現腹瀉的症狀。實際上那個不拉肚子的人，才是腸胃最差的人。

同樣的道理，兒童很容易拉肚子，成人則很少拉肚子。並不是兒童的抵抗力不好，反而是成人早已失去了抵抗力。

中國人有一句諺語：「不乾不淨，吃了沒病。」說的是孩子吃了不乾淨的東西，初期會拉肚子，多吃幾次就不會再拉了。一般常識判斷會認為是「抵抗力經過鍛練，增強了」。實際上是多吃幾次不潔的食物，把身體的抵抗力消耗殆盡。失去了抵抗力就不再拉肚子，沒有症狀看起來好像沒病。其實身體已經處於更差的狀況。

這些例子說明身體出現了症狀不一定就是壞事，沒有症狀也不一定就是好事，診斷疾病不能單純從症狀來判斷。

# 血氣能量

我在《人體使用手冊》中，提出了血氣能量圖的概念，因此有許多讀者不斷地透過書信問了許多問題。我想用「圖十一」更清楚的說明這個概念。

這張圖我做了一些修正，不過仍然是一種假設性的概念。首先，在圖的右邊多了一個「氣」的示意圖，其中氣的水平要高到一定的程度，身體才有能力造血。這部分的意思，主要在說明並不

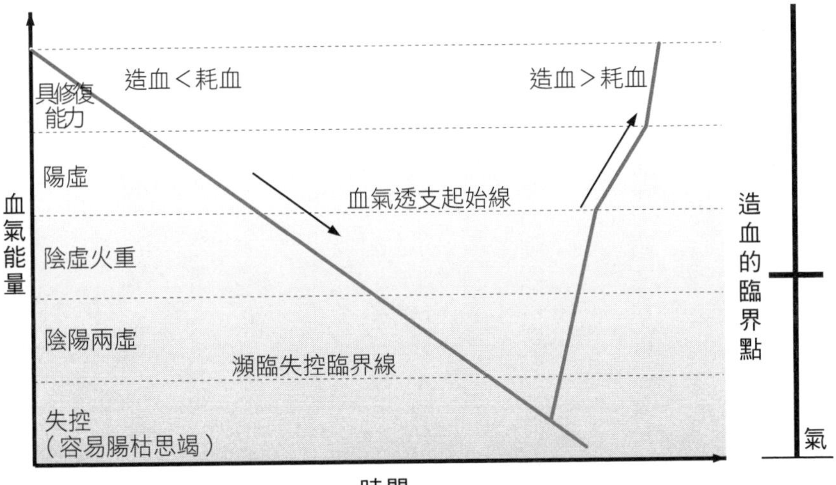


**圖11：**血氣能量示意圖。

是光在造血最好的時段，如夜間十一點至一點睡眠就能造血，還得長期具備充足的睡眠，有了足夠的氣，身體才有能力造血。

其次，將原來的「健康水平」，改為「具修復能力」的水平，在這個水平，身體只要有問題就會立即進行修復，而且能夠迅速地完成修復工作。

例如，有一些身體很好的年輕人，從游泳池裡上來。一陣風吹過，寒氣侵入了，他立即打幾個噴嚏，就把寒氣排了出去。不會在身體內積存，形成日後的麻煩。這樣的年輕人的血氣能量，就處於「具修復能力」的水平。

第三個修正，是把第五個水平「血氣枯竭」改成了「失控」，並加註了「容易腸枯思竭」來說明狀況，並且把這個水平和前一個「陰陽兩虛」水平的中介線，定義為「瀕臨失控臨界線」。過了這條線，身體各個主要器官的運行就進入了失控的狀態，各種嚴重的症狀都會出現。

第四個修正，是在「陽虛」和「陰虛」之間的那條線，加註「血氣透支起始線」。血氣低於那條線，身體即進入長期血氣透支的狀況。這時身體的修復系統處於節能的狀態，面對較不嚴重的寒氣侵襲，或身體內部的垃圾堆積，這些損傷不至於造成太大的威脅，就暫時將之擱置，不予處理，等待日後血氣回升再行處理。

也就是大多數經常出現感冒症狀的人，只要不是在身體極為虛弱的階段，都是處於「陽虛」階段。開始發胖的人，多數已經進入了「陰虛」水平，由於能量的不足，身體把清除垃圾的工作暫時中止了，人才開始發胖。

## 沒有症狀的健康惡化

從「血氣透支起始線」到「瀕臨失控臨界線」，有一個很大的區間，身體幾乎不進行修復工作，也就沒有任何不適的疾病症狀產生。大多數人在二十幾歲，生活開始不正常一段時間之後，就進入這個區間。這個區間會出現許多沒有感覺的症狀變化。這些症狀在現代醫學並不稱之為疾病，而且有更多的情形被認定為遺傳或先天體質。

皮膚、頭髮和體型是最常見的變化。皮膚的色澤逐漸暗沉，頭髮變白或脫落，體型開始慢慢變胖。這些變化由於身體沒有不適，因此從來不被當成疾病，但卻是健康逐漸惡化的警訊。

每一個中老年人，把自己從年輕到現在的照片放在一起，就能看到老化在臉上造成的痕跡。年輕時，臉上的贅肉很少，兩頰瘦削，額頭在骨頭外面就一層皮。到了中年，整個臉很均勻的往外厚了一、兩公分，眼睛和眉毛間的距離都改變了，容貌也整個跟著改變了。簡單的說，年紀愈大臉皮愈厚，不但在行為上是如此，在實際的容貌也真的有這種變化，如「圖十二」。

有些人不但在臉上有這種變化，連整個頭部也都會發生相同的變化。我們可以看到許多中年人，長得肥頭肥腦的。但卻很少在年輕人身上看到這樣的長相。除了臉上有這種變化之外，全身也會有相同

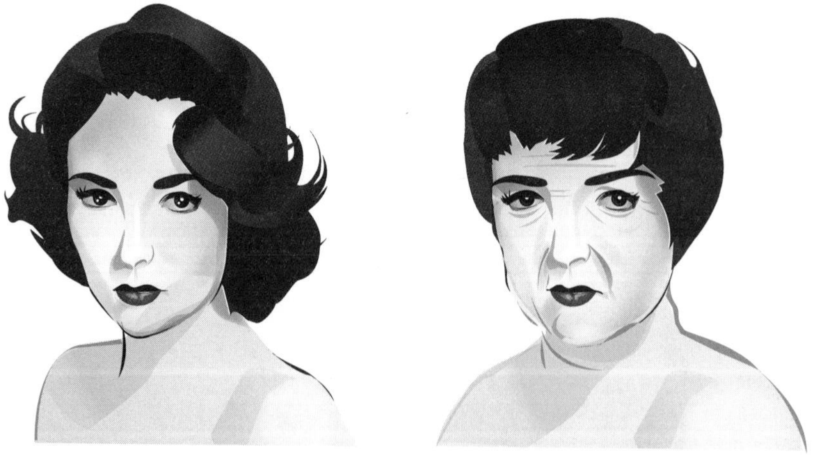

**圖12：**年紀愈大臉皮愈厚。

的變化。如大多數人到了中年，全身就均勻的胖了一圈。這些胖出來的部位，無論是在臉上還是身上，都是垃圾堆積出來的成果，「圖十三」。

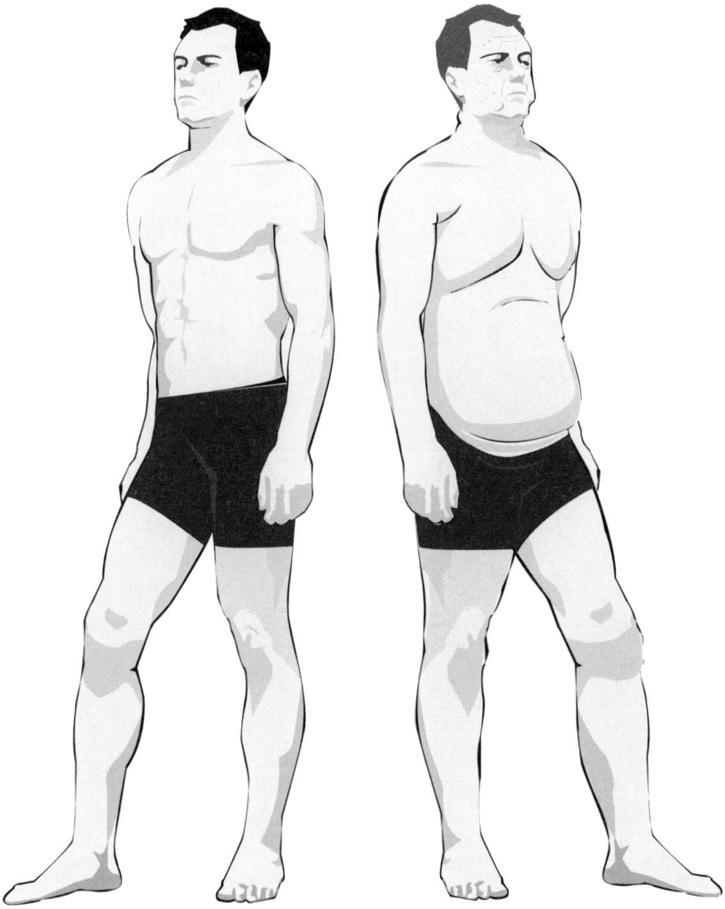

**圖13：**大多數到了中年，全身就均勻的胖了一圈。這些胖出來的部位，無論在臉上還是身上，都是垃圾堆積下來的成果。

## 血液是能量和物質的載體

「血氣」是中醫用來說明人體能量的名詞，是由「血」和「氣」組合起來的。「血」就是血液，非常具體。「血」加上了「氣」成了「血氣」，就變成很玄的東西。「氣」在中醫裡有很多不同的解釋，用來說明體液的有「榮氣」和「衛氣」。用來說明各個臟腑狀況的也用「氣」，如「胃氣」、「腎氣」……等。

「血氣」有多種不同的概念。首先，血液是身體各種能量和物質的載體，其上所承載的能量統稱為「氣」。這些能量有很多種不同的形式，例如各種營養，包括醣分、礦物質、蛋白質……等都是。早上醒過來精神很好，工作了半天，到了中午累了。這時候的身體和早晨醒來相比，少掉的就是氣。這是大家最容易理解的一種說法。而從人體是身、心、靈一體的概念來看「血氣」，則可以說「血」就是血液，是身體的能量，「氣」則是靈魂的能量。修煉氣功時的「罡氣」（音鋼氣），即是靈魂的能量。

「血液是身體各種能量和物質的載體」這是中醫和西醫差異最大的概念之一。

在西醫裡有一種病，稱為「缺鐵性貧血」，醫生認為缺乏鐵質是貧血的原因。因此，讓病人服用鐵劑，期望增加了鐵劑就能改善貧血，但是大多數的效果並不明顯。

從「血液是身體各種能量和物質的載體」的概念來看，當身體的血液總量很少時，血液所能承載的鐵質必定也很少，因而造成身體的鐵質比例偏低。也就是缺乏鐵劑導致貧血的結果。要增加鐵劑，必需先改善貧血，增加血液。中醫概念的鐵劑和貧血的因果關係，正好和西醫的概念完全相反。

依照中醫的概念，必需從生活作息和營養的吸收進行改善，也就是一式三招裡的早睡和敲膽經，使身體整體的造血能力提升。血液總量提升了，鐵也就不缺了。沒有充足的血液，吃了再多的鐵劑也留不住。同樣的，缺鈣的人如果不從生活作習和營養吸收改善做起，吃了再多的鈣也不一定留得住。當血液總量都足夠了，各種物質也就不缺了。修煉氣功的人，「罡氣」也要血液來承載，如果沒有充足的血液，就算煉出再多的「罡氣」，身體沒有足夠的血液也留不住，也就很難有成就了。

## 生物體內的物質轉換

小時候，家裡養了幾隻雞，我第一次看到小雞從雞蛋中破殼而出時，大吃一驚。因為每天看著媽媽煎蛋，只知道蛋殼裡有蛋白和蛋黃，怎麼母雞孵了幾個星期之後，蛋殼裡就跑出小雞來了。等下一次母雞再孵蛋時，看媽媽常常要提起母雞檢查蛋的狀況，每一次我都會趕緊跑去看，仔細地觀察母雞和雞蛋，確定母雞沒有放任何東西到雞蛋裡。那時我就明白，小雞身上的所有骨、肉、羽毛、器官都是從原來的蛋白和蛋黃變出來的，原來生物體內的物質是會轉換的，這真是太神奇了。

當人體受傷斷骨時，骨頭周圍會出現瘀血，瘀血會圍繞著斷骨的周圍。這時人體會分泌某種物質，就地把那些瘀血轉化成骨細胞，使斷骨的部位康復之後比原來的還要粗。斷骨過程中的血和骨的轉換，正說明人體內也有物質轉換的現象。那麼骨質疏鬆，所需要補充的應該不只有骨頭的主要成分「鈣」，應該要補血才是正確的方向。當血液的總量夠了，就有充分的血液可以轉化成骨頭，因此骨質就不會疏鬆了。

血液就像雞蛋一樣，可以變換成身體所需要的物質。血液把身體各個臟腑、器官、組織所需要的各種物質運送到應該去的地方。血液也把身體各個臟腑、器官、組織所產生的垃圾運送到垃圾處理的器官，再排出體外。

因此，人體血液總量不足，會造成許多問題。例如，有些人敲了膽經，就會出現瘀血。而身體很容易瘀血，也說明他的微血管組織硬而脆，一敲就破了。就是沒有多餘的血液可以更換老化的血管組織，使其超齡使用，血管就變成了硬而脆。

當身體的皮膚愈來愈暗沉，也是血液總量不足的表現，沒有充足的養分和水分供應到皮膚組織，使皮膚組織多數呈現超齡使用的狀態。嚴重時皮下組織的垃圾，由於沒有充足血液的運送，只能長期堆積在皮下，最終從皮膚表層排出，就形成了斑點。

這些問題不痛不癢，而且變化緩慢，不容易被發現，但現代醫學把這些變化全部歸類為老化。其實老化的趨勢和血氣下降的趨勢是一致的，人體的血氣最高點是在出生時，隨著年齡增長逐漸下降。不過，每一個人的生活作息和性格脾氣的不同，會形成不同的老化速度。

## 老化速度和回春

在現今人口高齡化的時代，抗老化是現代很熱門的養生課題，市場上多數的抗老化服務，集中在臉部和身體表面的皮膚保養。這種保養可以讓人消除臉部的皺紋，保持皮膚的白晰，但是對於整體健康並沒有真正的作用。讓人表面上看起來年輕，但是體力和活力以及外表是不相襯的。

隨著人類壽命的延長，老年和中年的分際不再能用年齡來簡單畫分。許多七十歲的人體能可能比五十歲的人好。有些老化得快些的人，五十歲反而看起來像七十歲。我自己將老年和中年重新定義，四十歲以上的人可以稱之為中年。當身體健康已經退化到行動不能自如，需要他人輔助和照料時，才稱之為老年。在長壽時代老化的速度會因個人的生活形態的不同而出現差異，也就是每一個人都可以調整自己的生活形態，來控制老化速度。當然每一個人也要對自己的老化速度負責。

通常注重養生和規律生活的人，清淡飲食、修身養性、性情溫和的人，會老化得慢一些。而經常熬夜、暴飲暴食、脾氣暴烈、吹毛求疵、要求完美、生活在充滿污染環境的人，老化的速度自然就比較快。

多數慢性病都和老化有關。年輕時不容易出現，大多數在中老人身上才出現的疾病。例如，高血壓、糖尿病、老年失智、柏金森氏症等。老化的快的人自然就比較容易罹患這些疾病。

正確的養生活動，可以促使氣血提升。氣血回升之後，身體的自愈機制會提高修復臟腑的能力，不斷的修復臟腑的損傷，改善內臟的活力和機能，使之回到更年輕時的狀態。內臟的年輕化，能夠促使生理年齡年輕化，達到真正的回春。

常聽到許多朋友說：很怕將來活得太久，拖著老態龍鍾的身體度過幾十年的歲月，想起來都可怕。這樣的想法建立在假設大家在年輕時的老化速度都一樣，到了五、六十歲就老得不像樣，健康已經很差了。用這種經常出狀況的身體拖個幾十年，長壽實在是個災難。「圖十四」是這種概念的老化趨勢，橫座標是實際年齡，縱座標是生理年齡，並且假設最高是一百歲。假設所有的人在四十五歲之前的老化速度是一樣的，有些人依著灰線發展，五十歲就過世了。有些人的壽命拖長一點，依著金色虛線發展，活到八十歲，有些人則依著淺金的線發展，拖更久一點，苟延殘喘到一百歲。如果真是這種發展趨勢，我相信大家會選擇五十歲就夠了，這樣是最輕鬆而且愉快的生命。

但是實際的老化並不是這樣，「圖十五」的三條線是另一種老化趨勢概念。灰線代表壽命五十歲的人，平均老化速度很快。金色虛線則代表壽命八十歲的人，淺金線代表一百歲壽命。

在我們日常生活中，觀察周圍的朋友，就可以發現大家相同的年齡，老化的程度是不同的，年齡愈大，這種差異也愈大。

經常有工作上日夜顛倒的朋友來找我，其中有一個長期在KTV工作的朋友，才三十五歲，身上的疾病，幾乎都是老年人才會發生的症狀。包括糖尿病、高血壓、尿毒症、癌症等。他持續從事日夜顛倒的工作十五年，對他的健康來說似乎是最大的極限了。另外，一位女性朋友在工廠上班，也

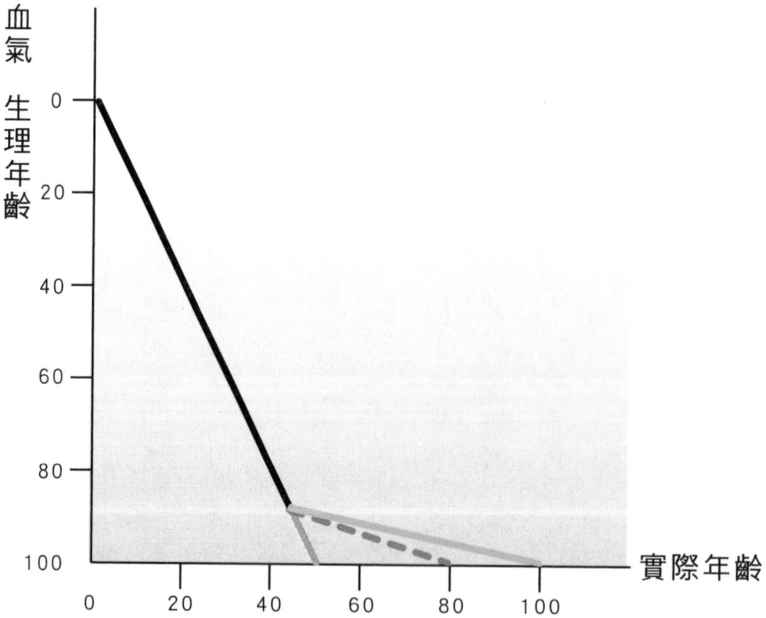


**圖14：**錯誤的老化概念。

是持續十年的夜班生活，身體就出了許多狀況，月經在三十多歲就停了。他們的老化速度可能比圖表灰線的趨勢更快。

青春長駐是大多數人的夢想。比較五十歲壽命和百歲壽命兩種老化趨勢，五十歲壽命的人，他最寶貴的青春歲月是從二十歲到四十歲的這二十年。可是當他到了四十歲時，他的生理狀況已經和百歲壽命者八十歲時一樣了。他的這二十年歲月相當於百歲者從二十歲到八十歲的歲月變化。也就是百歲壽命的人，他的青

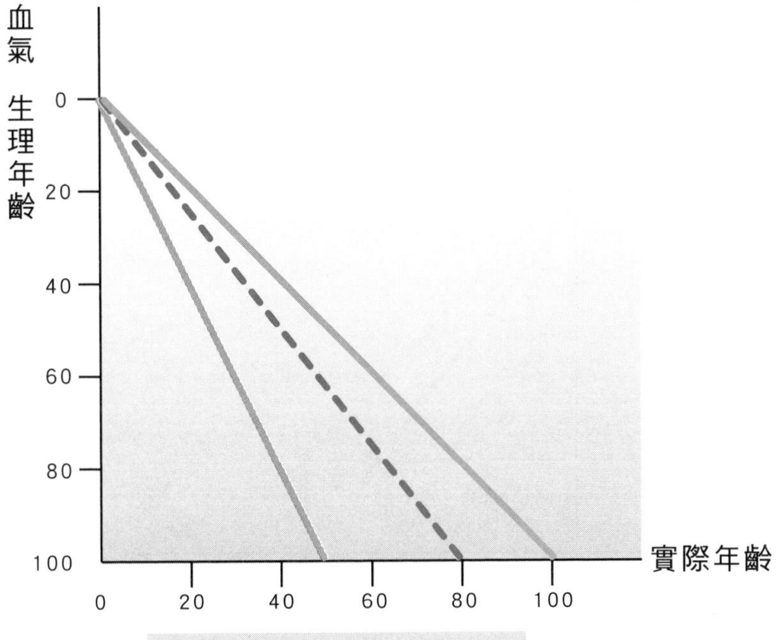


**圖15：**正確的老化概念。

春歲月比五十歲者的青春歲月長了三倍。我在前面說過，血氣的下降趨勢，就是老化的趨勢。因此，調養血氣，減緩身體血氣下降的速度，就是青春長駐的祕訣，如「圖十六」。

有些人年輕時的生活作息不好，血氣下降趨勢較快。到了中年，身體出了狀況，開始改正生活作息和脾氣性格。不但能夠改善血氣下降趨勢，還有機會創造出上升的血氣趨勢，反轉年輕時過快的老化速度。如「圖十七」，這種情

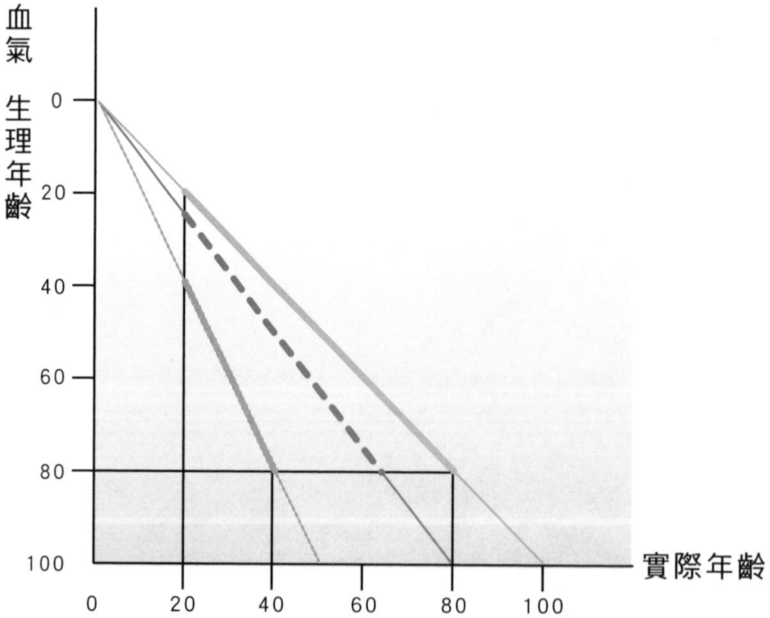


**圖16：**百歲壽命者的青春是五十歲壽命者的三倍。

形就在一段時期裡出現一年比一年年輕的回春現象。

當你明白了血氣和老化之間的關係，那麼剩下的就是自己的選擇了，每一個人都可以選擇自己老化的速度。

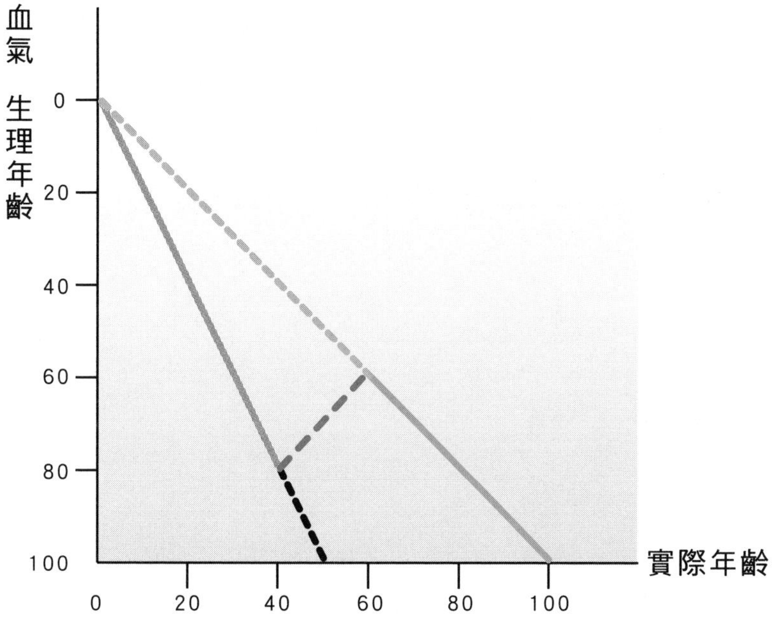


**圖17：**回春是可能的。

## 第三篇

# 養生之道



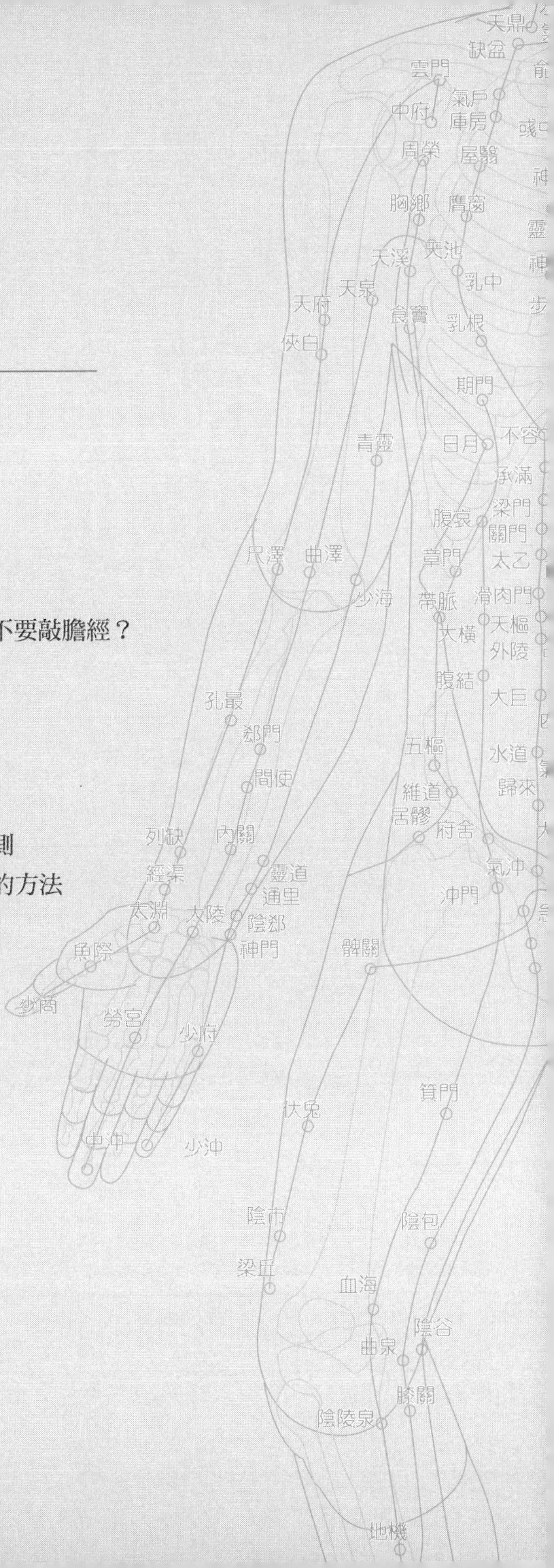

天鼎
缺盆
雲門
氣戶
中府
庫房
周榮
屋翳
胸鄉
膺窗
天溪
天池
乳中
天泉
天府
食竇
乳根
俠白
期門
青靈
日月
不容
承滿
梁門
腹哀
關門
尺澤
曲澤
章門
太乙
少海
帶脈
滑肉門
大橫
天樞
外陵
腹結
孔最
大巨
郄門
五樞
水道
間使
維道
歸來
居髎
列缺
內關
府舍
經渠
靈道
氣沖
通里
太淵
大陵
陰郄
沖門
魚際
神門
髀關
少商
勞宮
少府
箕門
伏兔
中沖
少沖
陰市
陰包
梁丘
血海
陰谷
曲泉
膝關
陰陵泉
地機

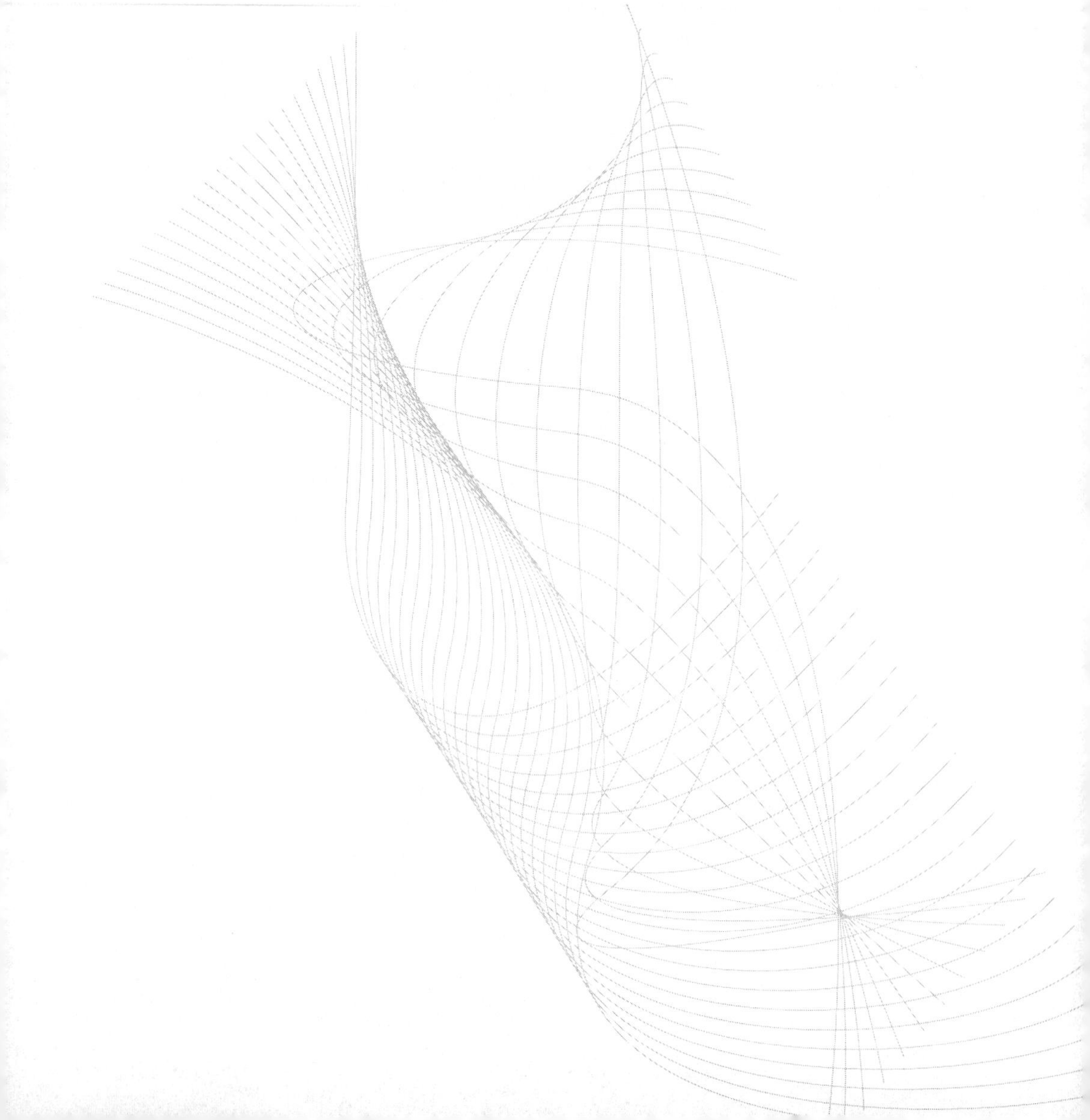

中國人是全世界最懂得養生理論的民族，也是全世界最不遵循養生理論的民族。香港、臺北是世界上睡眠最晚的兩個城市，上海、北京、廣州也快要跟上港臺的腳步。在中國人的社會，「不夜城」似乎成了繁榮和社會進步的標幟。但從養生的觀點，中國人可以說是「光說不練」的典範。

除了晚睡之外，爭名奪利造成的壓力，更是中國人長期以來的健康大敵。不過，這個大敵並非起始於今日，早在十六世紀明朝的吳承恩，在「西遊記」裡就有一首詩：

爭名奪利幾時休？早起遲眠不自由！
騎著驢騾思駿馬，官居宰相望王侯。
只愁衣食耽勞碌，何怕閻君就取勾？
繼子蔭孫圖富貴，更無一個肯回頭！

這首詩意談的雖然是十六世紀的中國人，可是放在今天，仍然能夠適用在大部分的中國人身上。幾百年來，時代不斷進步，生活形態不斷改變，可是中國人的想法始終都沒有變。中國人是一個充滿矛盾的民族，既聰明又愚蠢。道理大家都懂，不過都是拿來教訓別人用的。

在《人體使用手冊》裡，我用一個人體的血氣趨勢圖，闡述了人體血氣變化的趨勢，也說明了人體的五個不同的血氣水準，這個圖是養生最重要的概念之一。

「圖十八」中左邊的一條下降斜線，說明的是血氣的下降趨勢，由於每天造血的量低於每天消耗血液的量，使得身體的血液總量日益減少。由於血氣的高低和血液總量成正比，因此，血氣低落的最主

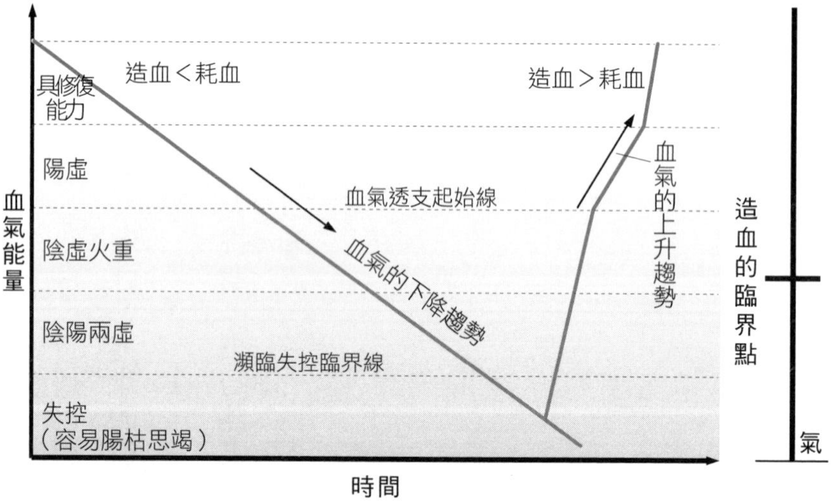


**圖18：**人體的五個能量水平。

要原因就是血液總量不斷地下降。相對的，在圖中右邊的一條上升的斜線，則說明血氣的上升趨勢，只要每天造血的量大於血液消耗的量，血氣就會不斷上升。

身體的血氣能量很像企業的財務。每天的造血量，就像企業每天的營收。每天的耗血量，就像企業每天的成本。只要每天的營收大於成本，企業每天有盈餘，假以時日，自然會有發展。相反的如果每天的營收都比成本少，長期處在虧損的狀態，再多的資金也會慢慢賠光的。同樣的道理，只要每天的造血量大於耗血量，就能維持一個不斷上升的血液總量，只要血液總量不斷增加，血氣就會不斷升高。

大多數的現代人，都違反了自然的作息時間，加上錯用了藥物，使得造血能力低下，每天的造血量少於耗血量，使血液總量不斷地減少，以至血氣不斷地下降。

由此可知，養生的概念就很簡單了，只要把下降的血液總量趨勢調整為上升的趨勢，血氣就能不斷地提升。有了足夠的血氣，身體就會開始修復下降趨勢中所積存的問題，如「圖十九」。

而在「圖十八」中，我們看到左邊下降的斜線比較斜，右邊上升的斜線比較陡。主要在表達正常的情形下，血氣的下降是比血氣的上升來得慢。就像我們使用的手機，充電兩小時，可以使用兩三天。人造的機器都能做到這麼好的性能，而上帝設計的人體的功能，必定比人造的設備更好。

在正常的情形下，一個完全不注意保養的人，身體大概可以使用四十年以上而不太會出現太大的問題。也就是血氣的下降數是以十年計。如果懂得養生的方法，血氣的上升數是以月計，一個在陰虛水準的年輕人，如果懂得保養，有機會在幾個月到一、兩年間裡達到陽虛水準的上限，或進入具修復能力的健康水準。而年紀愈大，就需要愈長的時間調養。

經常有朋友問我，需要多少時間才能達到具修復能力的健康水準？其實只要血氣一天比一天高，身體一天比一

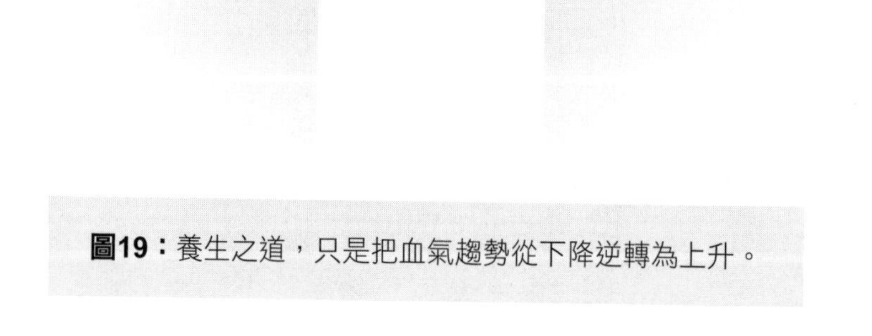


**圖19**：養生之道，只是把血氣趨勢從下降逆轉為上升。

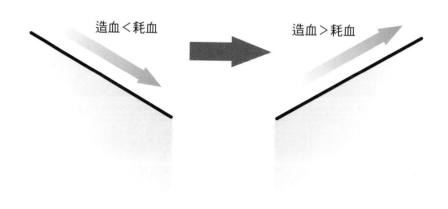

天好，進入上升的血氣趨勢，就有足夠的時間使身體處於最佳的狀態。

老化是每個人必須面對、無可避免的問題，養生的重點不在使人長生不老，而在使人老得慢些，並且少些疾病，保有最佳的生命品質。

在《人體使用手冊》中，我提出了一式三招和兩個重要的觀念。一式三招是敲膽經、早睡早起、按摩心包經；兩個重要的觀念則是不生氣和保持腸胃的潔淨。經過這幾年的學習以及和讀者的互動，對於這幾項內容，將在隨後的章節中做一些修正和補充。

身體造血的機能和我們製造任何產品一樣，都需要準備材料，再把材料經過一個製程加工製造成血液。敲膽經的目的在於提升身體吸收營養的能力，供應身體造血的材料。早睡則是提供身體有機會完成必要的製程，把材料加工製造成血液。

# 停止創造新的疾病

有一年夏天，辦公室裡的一個年輕女同事每天上午都不停地打噴嚏。

我問她：「晚上是不是開著冷氣，穿短褲睡覺？」

她說：「你怎麼知道？」

我說：「看妳天天上午噴嚏特別嚴重，猜出來的。」

我建議她晚上睡覺時改穿長褲試試。

第二天開始，她就少打很多噴嚏了。

這個同事很年輕血氣也不差，每天上午噴嚏打得特別嚴重，到下午時就好多了。其實，打噴嚏是寒氣的排泄。根據經驗，應該是她生活中有某些習慣造成寒氣經常侵入身體，而最大的可能性是夜間睡覺時進入的。

特別是在臺灣炎熱的夏天，大家都開著冷氣睡覺。如果睡覺時穿著短褲，那麼寒氣會從大腿的膽經和胃經侵入身體，如「圖二十」。但年輕人血氣較高，第二天早上就開始把前一晚進入的寒氣排出去。因此，一到夏天身體每天都上演相同的戲碼，於是就成了過敏性鼻炎。改穿長褲之後，大腿不再有寒氣侵入，早上也就不再打噴嚏了。

有一次，我在深圳的一場演講會上分享這個例子。第二天簽書會上就來了一個讀者。他是個過敏性鼻炎病患，他說他太太前一天聽了我的演講，回家立刻告訴他這個例子。當天晚上他就試著穿長褲睡覺，第二天早上果然大幅改善打噴嚏的問題。因此，特地跑到簽書會上向大家見證說明分享。

還有一個母親，孩子每天打噴嚏，看了我在網上介紹的這個方法，就試著讓孩子穿長褲睡覺，果然靈驗。開始時，她還半信半疑，反覆試了幾次後，果然不穿長褲，第二天就會打噴嚏；穿了就沒事，屢試不爽。

有許多的慢性病，其病因很可能是患者在生活上有一些小問題，因此每天不斷累積生病的誘因。今天創造的病因，明天形成了新的疾病，如此沒完沒了，卻怪醫生無能，不能斷根。其實，再高明的醫生也只能醫治昨天的病，不能治明天的病；而追根究柢是自己不斷創造出新的疾病，難怪無論如何都去不了病。如果明白了這個道理，有時候治病不一定需要用藥，只要改正生活中的小錯誤就可以了。

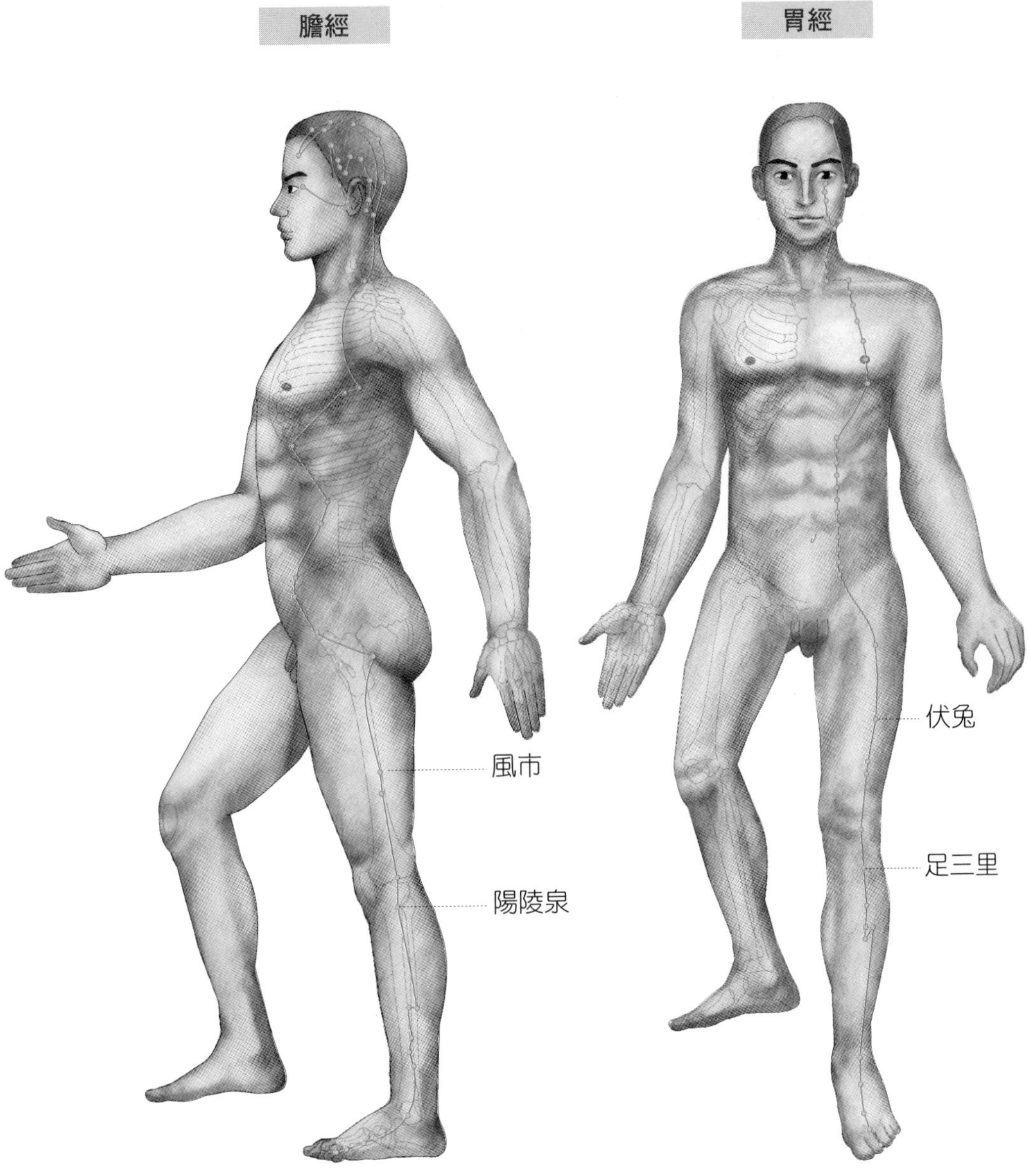


**圖20：**寒氣會從大腿的膽經和胃經侵入身體；為了不讓寒氣入侵，晚上吹冷氣睡覺時，一定要穿長褲，避免大腿受寒。

每一個人出生時都有一個全新的身體，使用了幾十年之後，由於我們的生活習慣、脾氣性格，使身體出現了某種慢性病。如果我們不找出生活中不斷造成疾病的原因，改正生活習慣、脾氣性格，就算現在把病都治好了，過一段時間同樣的疾病還是會再回來。

例如，有過敏性鼻炎的人，在生活中經常有寒氣侵入的機會；胃或十二指腸潰瘍的人，通常都有要求完美的性格，思慮又多，不愉快的經驗會記很久，而且經常回味，使自己經常處於壓力下或經常生悶氣，這些壓力或悶氣不斷是製造潰瘍的病因；痛風的病人，長時間過著作息不良的生活，身體經常處於肝熱的狀態，血液中的尿酸一直偏高，小便經常都是深黃色的，這些問題都是不斷地造成痛風的病因。不停止造成這些疾病的病因，再好的醫生也沒有能力使他們痊癒。

有一個朋友，在醫院裡查出肝臟長了血管瘤，問我該怎麼辦？從中醫的概念，這種血管瘤來自於過去的大怒。大怒造成肝內部出血，這些血出不去，就在肝裡形成血管瘤。這種瘤短時間不會對身體造成傷害，等到上了年紀，血氣近於枯竭時，才會形成其他的疾病。

中醫有句話「怒傷肝」。肝火較盛的人比較容易發脾氣，脾氣發了，肝就受損了。肝火更盛，人更容易發怒，發怒將變成習慣，形成惡性循環。脾氣會隨著肝裡血管瘤的增加而愈來愈壞，愈來愈容易發怒。

當檢查出肝裡有了血管瘤時，每個人先想到的都是怎麼把這些血管瘤去除。實際上，這些血管瘤對身體並沒有短期的危害，身體把去除血管瘤的工作排在優先順序中比較不重要的位置，必需等到其他更重要的問題都清理好了，最後才會來處理。因此，正確的作法是先調整自己的脾氣，儘量避免再發怒而長出更多的血管瘤。接著調整血氣，等血氣夠高時，身體自然會將已經形成的血管瘤清除。

# 敲膽經

身體受寒時，會在皮下堆積一些垃圾。當我們感覺到寒意時，大多數情形會加一件衣服，很少人會加件褲子。可是大腿的接觸面積很大，很容易因受寒而造成垃圾的堆積。通常女士們穿上牛仔褲時，大腿外部的肉特別多，朝兩側鼓起來，這種情形就是膽經塞住了。敲膽經除了刺激膽汁的分泌之外，更重要的是把堆積在膽經部位的寒氣垃圾敲散再排出。通常敲了一段時間褲子會變得略為寬鬆，就是寒氣垃圾成功排出，大腿變瘦了。

有些朋友敲了膽經會造成睡眠障礙，晚上不容易入睡。這種情形是肝膽內原來就有較多的濁氣，敲了膽經之後濁氣串開了（濁氣是情緒變化留下來的），此時，就需要暫時停止敲膽經，多按摩背後的膀胱經，疏通身體的垃圾出口，讓體內垃圾能加快排出，如「圖二十一」。如果睡眠能恢復正常，就可以繼續敲膽經。一個讀者曾遇到這個問題，在網上和我進行問答，說明了這個方法的成效（如下）。

## 身體背後的膀胱經

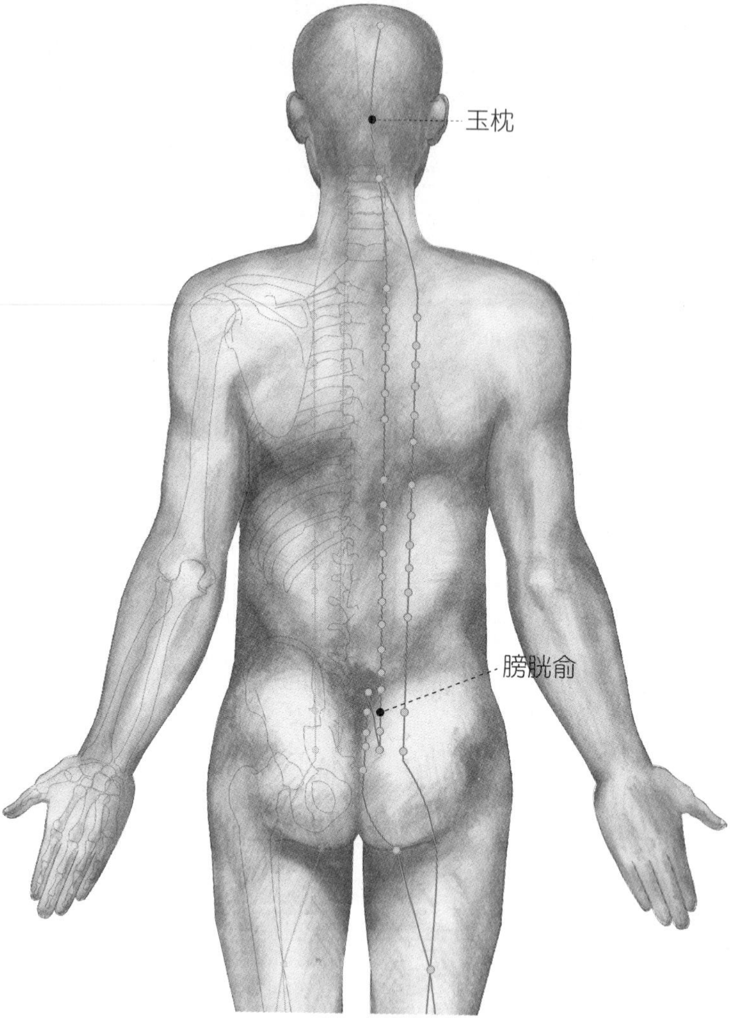


**圖21：**為了緩解敲膽經造成的失眠，可以進行膀胱經按摩。此按摩從頸後的玉枕穴開始，往下按到膀胱俞穴就可以。膀胱經是身體各條經絡的大排水溝，在背後脊椎左右兩側各有兩條，整個背後除了中線的督脈之外，幾乎整片都是膀胱經。

**Q**

## 二〇〇七年十二月十四日Josie問：

調養七個月以來，僅前兩個多月與以前晚睡時一樣能很快入睡，之後數月有一半的日子總躺二至四小時才睡著，按肺經、泡熱水腳都不見效，晚上並沒花腦筋，午餐後也僅午睡約三十分鐘。請問難入睡除肺熱外，還有哪些原因，要如何克服？

**A**

## 二〇〇七年十二月十四日吳清忠答：

當出現難以入睡的狀況時，可能是原存於肝膽的濁氣正在往外排，這時可以暫時停止敲膽經，等睡眠恢復正常後再繼續敲。同時可以多按摩背後的膀胱經，疏通身體的垃圾出口，讓體內垃圾加快排出。

**Q**

## 二〇〇八年元月三日Josie說：

哇！您真神！

經您開示，開始敲膀胱經後已長達十多天，半小時內就睡著了（仍每天繼續敲膽經）。之前長達五個月與難入睡奮戰的日子裡，試過按肺經，泡熱水腳，睡前喝熱牛奶，晚餐後吃柏子仁粉，意念按摩膻中穴，都沒用。常從九點多（有時八點多）躺到半夜快兩點才睡著，真慘！原來「笨蛋，問題在膀胱經」。

我由背部往臀部敲，手敲不到之背部用現成長柄塑膠湯勺敲，左右各七個點各敲十下，重複至少七次，剛開始幾天，三餐前都敲，現在只在晚餐前敲也有效。

http://alexwu2300.blogspot.com/2007/11/blog-post.html

除此之外，女士們在月經期間或懷孕期間，都不宜敲膽經。有些人血氣較低，微血管較為硬脆，敲膽經時有可能會出現瘀血，這時應該暫停敲膽經，等瘀血消失之後再繼續。因此，患有血小板數不足的人，也不適合敲膽經，以免出現微血管破裂而無法止血的狀況。另外，曾經做過器官移植的人，在血氣提升的過程中可能會出現較嚴重的排斥作用，也不適合用這本書的方法來養生。

## 如何幫嬰幼兒敲膽經

敲打膽經對兒童來說，一方面易引起孩子的反彈，另一方面也可能打傷孩子，因此最好採用推的方式：可以讓孩子趴在大腿上，如「圖二十二」，用手掌的下緣順著膽經的方向由上往下推，每天在左右大腿各推二十次；也可以讓孩子側躺在床上，用手掌下緣推，如「圖二十三」。在推孩子的膽經時，一方面要讓孩子明白推膽經的目的，另一方面也要注意孩子的表情。通常膽經不通時，推到大腿中段的「風市穴」會特別痛，孩子有可能會皺眉或喊痛，這時要把力度放輕，不需要讓孩子忍受疼痛。這種按摩要長期進行，不必急於一兩天內就要解決問題。

只要多推幾天，膽經慢慢通了，這種痛感自然會慢慢減輕。如果太急，用力較大，使孩子視推膽經為畏途，反而不利於長期的按摩。

對於年紀更小的嬰幼兒，由於經絡很淺，手腳也很細小，所以很容易受傷。推拿時只需要輕輕地在經絡表面的皮膚上推，力道比撫摸略微大些就可以了。

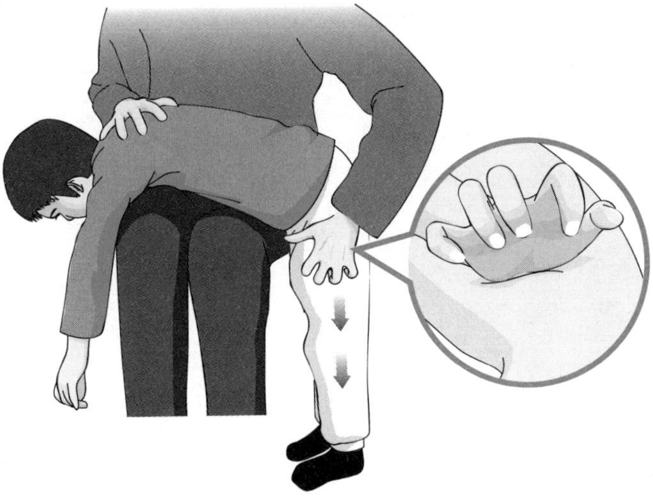

**圖22：**幫助家中幼兒敲打膽經，為了避免引起孩子的反彈和打傷孩子，最好讓孩子趴在大腿上，以手掌的下緣，順著膽經的方向由上往下推。

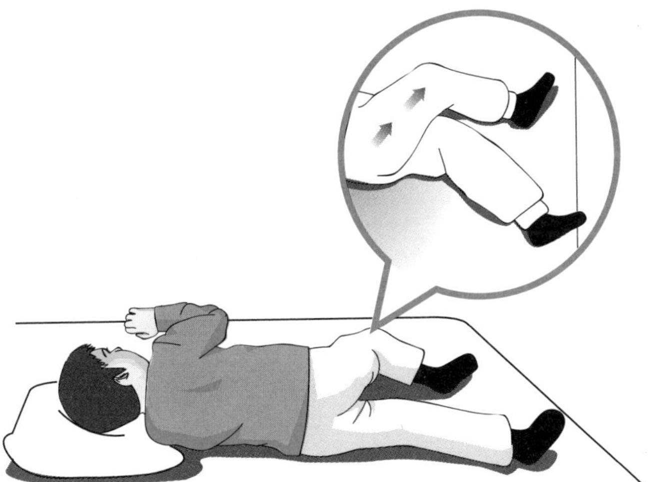

**圖23：**也可以讓孩子躺在床上，用手掌下緣推。

這種方法對胃口不好的孩子也會有很好的改善效果。孩子的胃口不好，主要是吃進去的食物消化效率太差，使胃腸經常處於脹氣的狀態，因此沒有食慾。推了膽經之後，消化效率提升，孩子的胃腸不再脹氣，飢餓感便會很快產生，食慾也就改善了。

現代年輕女性流行穿短裙，夏天雖然氣溫很高，但是只要進入某些室內空調溫度調得很低的場所，則很容易受寒；例如地鐵站、辦公室、百貨公司和各種遊樂場所。在臺北的冬天也常常看到年輕女孩穿著短裙或短褲，這時寒氣很容易侵入大腿，這些寒氣除了會在膽經、胃經、膀胱經造成垃圾的堆積之外，還會造成營養吸收的障礙，或直接造成與寒氣相關的疾病；而過敏性鼻炎即是其一。

在一次演講會裡，一個女性朋友問我，為什麼她的手腳都是冰冷的？當天是臺北十二月天，正好有寒流來襲，氣溫大約只有十二度。她的穿著十分淑女，雖然天冷還是穿著裙子，上身穿的也不多。從外表看來她的臉色暗沉，顯示寒氣相當重，是長期積累下來的氣色。每一個人都有自己穿衣服的習慣，她應是一個很愛美的女性，不喜歡把自己穿得臃臃腫腫。因此，天冷時總是穿到自己可以忍受的略冷狀態，也就是比實際的需要再少一兩件的狀態。

當身體處於寒氣不斷侵入的狀態，身體就必需採取適當的防衛措施：把可以調動的血液，儘量調動到最需要保暖的胸腹腔附近。這時候就像身體用血液在胸腹腔加了一層保暖的衣服。手腳被分配的血液就相對不夠，當然會特別冰冷。

女性在冬天穿著短褲或短裙，都是為了展現自己的美麗，避免自己顯得臃腫。殊不知這樣的穿著，很快會在身體的表面多出一層厚厚的寒氣垃圾。幾年之後，就算脫了衣服也不再苗條了。

因此，膽經的保養，除了敲膽經之外，更重要的是平時不要把垃圾往膽經上堆，也就是在穿著上要避免膽經受寒，才是上上之策。

冬天，有許多人穿衣服喜歡穿得略少一點，用意志力克服一點寒意，展現出精神抖擻的樣子。意志力雖然可以克服寒意，但是無法改變寒氣入侵的物理現象。冬天衣服的穿著多少有一個上下限，上限是穿到不熱，下限是穿到不冷，我的建議是最好能穿到不熱。而夏天，建議出門時多帶一件衣服，一旦進入有空調、較冷的地方，立即加件衣服。

尤其愛美的女性們更應注意寒氣的防護，不但能避免身上贅肉的產生，也能更長久地保持青春的容貌和體態。

## 膽囊已經割除了，還要不要敲膽經？

經常有人提出這個問題。首先，從中醫的概念，每一個臟腑是一個系統，包括了臟腑的器官、經絡和穴位。因此，割除了膽囊，膽經還在，膽的系統仍然存在。膽汁是由肝所分泌的，膽囊是調節分泌量的器官，膽囊割除之後，膽汁會透過膽管直接引入小腸。

另外，身體的經絡是一條一條首尾相連的，如果其中一條不通，會影響其他的經絡，使其他的經絡也慢慢地變差。膽囊割除的人顯然膽經本身就不通了，更需要敲膽經，以免其他的經絡也跟著變差。

在中醫的理論中，臟腑是依著「子午流注」順序運行的。經絡也是依著「子午流注」的順序一條一條銜接著。通常在中醫經絡的書中，都把肺經排在第一個，而各個臟腑的經絡都是左右對稱的，故假設從左邊的肺經開始，則肺經起始於胸部左側的中府穴，終於左手大姆指的少商穴；肺經的走向是從胸到手。接著是大腸經……（經絡的走向如圖二十四）。

| 左右側 | 五行 | 經絡 | 起始 | | 終於 | | 方向 | 附註 |
|---|---|---|---|---|---|---|---|---|
| 左 | 金 | 肺經 | 左胸 | 中府穴 | 左手 | 少商穴 | 從胸到手 | |
| 左轉右 | | 大腸經 | 左手 | 商陽穴 | 頭(右) | 迎香穴 | 從手到頭 | 從左側轉向右側 |
| 右 | 土 | 胃經 | 頭(右) | 承泣穴 | 右腳 | 厲兑穴 | 從頭到腳 | |
| | | 脾經 | 右腳 | 隱白穴 | 右胸 | 大包穴 | 從腳到胸 | |
| | 火 | 心經 | 右胸 | 極泉穴 | 右手 | 少沖穴 | 從胸到手 | |
| | | 小腸經 | 右手 | 少澤穴 | 頭(右) | 聽宮穴 | 從手到頭 | |
| | 水 | 膀胱經 | 頭(右) | 睛明穴 | 右腳 | 至陰穴 | 從頭到腳 | |
| | | 腎經 | 右腳 | 湧泉穴 | 右胸 | 俞府穴 | 從腳到胸 | |
| | | 心包經 | 右胸 | 天池穴 | 右手 | 中沖穴 | 從胸到手 | |
| | | 三焦經 | 右手 | 關沖穴 | 頭(右) | 絲竹空穴 | 從手到頭 | |
| | 木 | 膽經 | 頭(右) | 瞳子髎穴 | 右腳 | 足竅陰穴 | 從頭到腳 | |
| | | 肝經 | 右腳 | 大敦穴 | 右胸 | 期門穴 | 從腳到胸 | |
| | 金 | 肺經 | 右胸 | 中府穴 | 右手 | 少商穴 | 從胸到手 | |
| 右轉左 | | 大腸經 | 右手 | 商陽穴 | 頭(左) | 迎香穴 | 從手到頭 | 從右側轉向左側 |
| 左 | 土 | 胃經 | 頭(左) | 承泣穴 | 左腳 | 厲兑穴 | 從頭到腳 | |
| | | 脾經 | 左腳 | 隱白穴 | 左胸 | 大包穴 | 從腳到胸 | |
| | 火 | 心經 | 左胸 | 極泉穴 | 左手 | 少沖穴 | 從胸到手 | |
| | | 小腸經 | 左手 | 少澤穴 | 頭(左) | 聽宮穴 | 從手到頭 | |
| | 水 | 膀胱經 | 頭(左) | 睛明穴 | 左腳 | 至陰穴 | 從頭到腳 | |
| | | 腎經 | 左腳 | 湧泉穴 | 左胸 | 俞府穴 | 從腳到胸 | |
| | | 心包經 | 左胸 | 天池穴 | 左手 | 中沖穴 | 從胸到手 | |
| | | 三焦經 | 左手 | 關沖穴 | 頭(左) | 絲竹空穴 | 從手到頭 | |
| | 木 | 膽經 | 頭(左) | 瞳子髎穴 | 左腳 | 足竅陰穴 | 從頭到腳 | |
| | | 肝經 | 左腳 | 大敦穴 | 左胸 | 期門穴 | 從腳到胸 | |
| | 金 | 肺經 | 左胸 | 中府穴 | 左手 | 少商穴 | 從胸到手 | |
| 左轉右 | | 大腸經 | 左手 | 商陽穴 | 頭(右) | 迎香穴 | 從手到頭 | 從左側轉向右側 |

**圖24：**經絡走向表。

經絡是一條一條依序循行，大腸經的走向，從左邊起始，通過人中附近，直接轉向右側的口髎禾穴，再終於右側的迎香穴；然後接到右側的胃經，開始右側的循環。同樣的，在右側循環走到大腸經人中附近時，再轉回左側迎香穴，接到左側的胃經繼續左側的循環。

兩側各十二條經絡連成一個阿拉伯數字八的形式，如「圖二十五」交叉點是大腸經。這種所有經絡連成一條線循環不斷的特質，其中

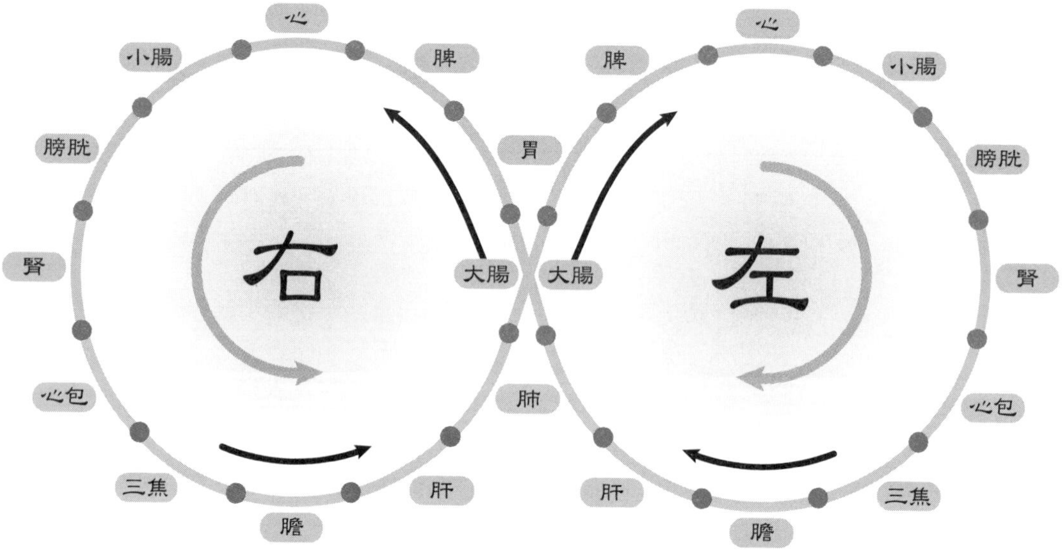


**圖25：**經絡的走向依著子午流注的順序，一條一條循行。在大腸經的臉部左右交叉，使左右經絡連成一個阿拉伯字的八字形，不斷的循環。

如果有一條經絡不通暢，其他的經絡也會慢慢地受到影響。這樣的概念和中醫理論中，所有臟腑是平衡的概念是一致的。

【第三章】

# 早睡自然醒

「早睡早起」是我在《人體使用手冊》的建議，不過在實際的實踐中，發現「早睡自然醒」可能對健康更為合適。雖然在《黃帝內經》裡提過，春夏兩季可以晚睡早起，秋冬兩季則應該早睡晚起。古代的早睡，指的是初更，晚睡是二更。古時候的初更是現代的晚上七點，二更則是九點。對現代人而言，晚上七點就睡幾乎不太可能，九點上床也是大多數人難以做到的。古代到了三更，大概只有小偷和打更的還沒睡，可是現代不到三更，根本沒什麼人上床。因此，我建議的十點睡，就算現代人的早睡了。

早晨的早起，對現代人並不一定有好處。例如，有些老人早晨四、五點就起床運動，因為傳統的健康知識認為這樣的習慣對健康有很大的好處。一個長輩到了冬天腰就直不起來，臉色顯得特別灰黑而且乾，明顯的寒氣很重。可是她維持這種早起運動的習慣已經十幾年了，總認為這個習慣是她維持健康最大的根源，每天都把鬧鐘定在四點多就起床，有時候晚睡時也堅持如此早起，常常因而造成睡眠不足。殊不知這種冬天早起的習慣是她直不起腰的真正原因。

這種習慣對健康會有幾項缺點，首先冬天早晨太陽出來之前，大地經過一夜的冷卻，是一天之中最冷的時候，也就是中醫所說的處於「陰中之陰」的時候。年紀大的人，血氣本來就虛，這個時候出門很容易受寒。這就是《黃帝內經》裡建議人們冬天要晚起，最好在太陽出來之後才出門的道理。

第二個缺點，是她經常晚睡，卻堅持早起，使自己長期處於睡眠不足的狀態。早起運動對身體的好處，抵不上睡眠不足所造成的傷害。特別是上了年紀的人，充足的睡眠更是追求健康最寶貴的方劑。

有一個朋友向我抱怨，一到夏天早晨就起不了床。在我的經驗裡，這種情形應該是他的心臟有些損傷，身體在他睡著時進行修復的工作。雖然他睡了一夜，但是身體卻忙了大半夜，反而特別疲倦。

心臟的損傷，可能是心肌炎、二尖瓣閉鎖不全或脫垂，這些損傷只有身體自己能修復。在春、秋和冬季，由於身體必須挪出部分的血液進行重要器官的保溫，只有到了夏季，身體把所有保溫的血液全數釋放出來，才有足夠的能量進行心臟的修復。身體修復心臟，最主要的症狀就是一到夏天早上就起不了床，而且起床後，身體還會感覺有點冷，因為體表保溫的血液都被調到體內使用了。雖然《黃帝內經》裡說夏天可以早起，不過對於這個朋友而言，夏天卻必須晚起，這樣對於健康才是有益的。

有些孩子在放暑假的早晨都喜歡賴床。我給父母們建議，在孩子不上學的日子，最好讓他們睡到自然醒，有時他們賴床是身體真正的需要，並不是懶惰。在臺灣和大陸，大多數的孩子在上學的日子裡，很難有充足的睡眠，對健康造成很大的傷害。考慮到這個因素，就算孩子沒有心臟的問題，在放假日也應該讓他們把平日不足的睡眠補回來。

在現有的醫學技術中，對於人體自我修復工作的運行知識仍是一片空白。身體的修復工作大多數是在睡眠時才能進行，但我們不明白每天身體正在進行哪些工作，不知道身體什麼時候需要更多的睡眠來做更多的事。因此，最好的睡眠策略就是順著身體的需要，睡到自然醒，這是另一種傾聽身體聲音的方法。

有些朋友說他們做了一式三招，卻不見身體有任何變化。經過對話之後，幾乎大多數人只做了敲膽經，卻沒有早睡。一式三招之中，即使其他的兩招不做，只做早睡這一招，身體還是有機會改善。但若其他兩招都做了，獨獨少了早睡，就算前功盡棄了。在一式三招之中，早睡和充足的睡眠是最重要也是最基本的。

有愈來愈多的人利用健康食品養生，有些人吃了效果很好，有些人吃了沒有效果。其中的差異也在睡眠。使用健康食品時，最重要的觀念是必需以生活作息為主要的調理手段，健康食品只盡到輔助的作用。如果完全依賴健康食品，卻維持著不正常的生活作息，那麼效果會很讓人失望的。

# 氣的調度

許多人精神不濟時，都會喝咖啡或茶來提神。咖啡並沒有多少能量，喝了咖啡後所增加的能量，不會是咖啡所創造出來的，更大的可能是透支身體內部原有的能量而來的。所謂提神或運動員的爆發力，都是透支而來的能量。不單是咖啡，某些吃了會精神很好的興奮劑，也可能是提高身體的透支能力而已。

多數能補血氣的補品，吃過之後會關閉身體透支的大門。當身體每天產生的血氣，一時尚無法彌補原來仰賴透支的能量缺口時，初期反而會使精神更差，需要持續一段時日之後，身體產生了足夠的血氣能量，精神才會開始變好，效果也才會顯現。

血氣的補充可以分「血」和「氣」兩方面來說明。「血」的補充即依照《人體使用手冊》中的方法，時日長些自然能增加血液總量。「氣」就比較玄了，摸不著也看不到，是一種無形的能量。「血」是身體各種能量的載體，「氣」即載於其上。

因此，如果血液總量愈多，能承載的「氣」也就愈多。

每天早晨醒來精神很好，到了中午，累了半天，精神有些萎靡。和早晨相比，中午時身體少掉的能量就是「氣」。多數人早上醒來身體所充滿的「氣」，大約可以供給身體四至六小時的消耗，血液總量愈多的人，可以用得久些。反之老人或身體很虛的人，可能兩三個小時，「氣」就耗光了。

因此，到了中午，「氣」消耗完了身體就會感覺疲累。這時最好能小睡半小時至一小時，以補充「氣」，然後又可以維持半天的好精神。因此，中國人睡午覺的習慣是非常符合養生的原則。

當身體的「氣」不足時，會出現明顯的疲倦感。不過許多人都有這樣的經驗，只要用意志力撐一段時間，精神就又來了。其實，這時的能量是來自身體肝血的透支，也就是「肝火」。如果一天撐個兩三次，肝火就不容易退了，那天晚上自然就不容易入睡，就算入睡了，睡眠品質也會很差。

大多數人的失眠，其實是不懂得如何調度「氣」的結果，正確調度身體的「氣」，不但可以改善睡眠品質，更可以去除失眠。

一個得了重病的朋友，看了我的書後，為了想要在晚上睡得好一些，白天都不敢睡。他擔心白天睡太多，晚上就睡不著了。由於他的血氣很低，我估計他的「氣」大概只夠撐兩個小時，因此建議他白天每活動兩個小時就上床休息，能睡就睡，睡到自然醒。果然他每次上床沒多久就睡著了，開始時，一次都能睡一兩個小時，醒了之後，活動兩小時再睡。這樣施行了一段時間之後，晚上反而能睡得很好。

這是因為他的血氣太低，早晨醒來的氣，兩小時就耗盡了。氣不夠時都用肝血硬撐，結果到了晚上的睡眠時間，身體因為處於肝火大盛的狀況，當然就睡不著了。改成兩小時就小睡一會兒之後，就不再透支肝血。到了晚上身體不再處於肝火旺盛的狀態，自然就容易入睡。

另外有一個朋友，得了重病住院。在醫院住了一段時間之後，身體逐漸康復，醫生宣布她可以出院回家了。回家的第二天，她就約了朋友出去購物。由於太久沒有逛街，一逛就是六、七個小時。回家第二天，身體馬上就出了狀況，又住進醫院裡去了。

通常當醫生宣布病人可以出院時，並不意味他已經完全康復了。一個人的血氣能量不會在幾天之內就有很大的增長，前一天還需要住院，第二天不可能就像個健康正常人，可以任意耗費體力。這種情形，最好繼續在家中靜養一段時間，才能真正的恢復健康。

# 疏通心包經

一式三招之中「按摩心包經」和前兩招「敲膽經」及「早睡自然醒」在性質上有很大的不同。前兩招的作用主要在提升人體造血的能力。而按摩心包經則主要在對付身體心包積液過多的問題。

心包積液過多主要會出現於身體進行修復工作時，或身體的血氣能量很低的時候。當血氣能量提升之後，身體便會開始進行各個臟腑的修復工作，這時就很容易出現心包積液過多。也就是在實施敲膽經及早睡一段時間之後，許多人都會出現心包積液過多的問題。因此，才將「按摩心包經」納入一式三招之中。

現代醫學對心包積液過多的檢測很嚴格，必須嚴重到一定程度才會被醫院判定處於疾病的狀態。相對的利用中醫的脈診，很容易在患者輕微異常時，就診出心包積液過多。大多數中醫師認定的心包積液過多患者，要到很嚴重時，才會被西醫檢測出來。

許多疾病和心包積液過多有密切的關係；例如，類風濕性關節炎或哮喘。改善心包積液過多的問題後，能使這兩種疾病的症狀迅速得到緩解。但是檢測上的差異，使得中醫和西醫對某些疾病的因果有完全相反的認知。類風濕性關節炎就是典型的例子。

幾乎大多數類風濕性關節炎的患者，在中醫師第一次的診斷，就會被確診出其心包經是阻塞的。因此，中醫師認為心包積液過多是類風濕性關節炎的病因。可是，這些患者通常要到病情極為嚴重時，才會被西醫確診為心臟方面的疾病，到那時就都已經回天乏術了。因此，這一類病人多半都死於風濕性心臟病。從這個病名看來，西醫認為心臟病是關節炎所引起的，是關節炎成了心臟病的病因。

實際的情形是心臟的問題早在關節炎出現之前就已存在，只是在西醫的診斷標準下，還沒有被認定為心臟疾病，那時只看到關節炎的症狀。等到心臟問題造成身體整體的問題時，綜觀整個病史發現，很早就出現了關節炎的問題，因此就認定心臟的疾病是關節炎所引起的。

許多身體的不適都和心包積液過多有關，按摩心包經能有效加以改善。例如，心悸、暈車、暈船、走路時呼吸不順暢、低血壓、腿痠、晨間臉部浮腫、手部腫脹、手腳無力、心跳過速……等。

雖然心包積液過多不算是很嚴重的疾病，但它卻會使心臟的效能受到影響，進而使其他臟腑的效能跟著大幅度降低。同時它也是最常出現在生活中的問題。因此，保持心包經的通暢，對身體整體的運行是非常重要的。

所以當身體血氣上升時，只要身體進行腸胃的修復，或身體有其他的炎症，都會使心包積液呈現過多的狀態。在調養血氣的過程中，心包積液過多的現象會經常出現。

對於開始調養身體的人，最好能自行感知心包積液的狀況，同時選擇一種應對的方法。在心包積液呈現異常時，能儘快加以改善，提升心臟和脾臟的能力，使身體的修復工作能更有效率的進行。

## 心包積液狀態的即時檢測

按摩心包經時，可以利用聲音來判斷心包積液狀況。在身體兩側肋骨的下方，如「圖二十六」，位於肝經章門穴和胃經太乙穴之間的區域，是一個監測心包積液狀態理想的位置。如果幫別人按摩，可以把耳朵貼在這裡，就能監測到心包積液的變化狀態。自己按摩則可以找一個醫生用的聽診器，放在那個位置。

如果心包積液過多，會呈現出安靜無聲的狀態，正常情形則會聽到流水聲。通常運動後流水聲會很通暢，說明運動能夠有效的疏通經絡。傳統的按摩，按摩師只能從手感和病人的表情、口述來判斷按摩的成效，對於細微的變化就很難知道按摩的成效。這種以聲音做為回饋信號的按摩，使按摩師能夠一邊按摩，一邊觀察經絡的變化。

在正常的情形下，如果穴位的阻塞不是很嚴重，手指按壓在穴位幾秒後，聲音就會出現變化。如果經絡嚴重阻塞，在開始的幾次可能需要按摩很長的時間才會出現變化，有時甚至需要花一個多小時，才會開始有些動靜。通常愈胖的人阻塞愈嚴重，愈不容易聽到流水聲。

我自己的經驗，是在初期經絡阻塞比較嚴重時，即使出現流水聲，聲音就像從略濕的毛巾中擠出來的水滴一樣。隨著一次次按摩的改善，顯現出愈來愈流暢的流水聲，最終甚至還能聽到具有迴音的流水聲，似乎體內的空間在療程中變大了。

這種流水聲，在科學上很難驗證，主要是目前的透視設備還無法觀察到這麼細微的體液變化。同時當人死了之後，血壓消失，體液就不再流動了。因此也無法從解剖中觀察到這個現象。

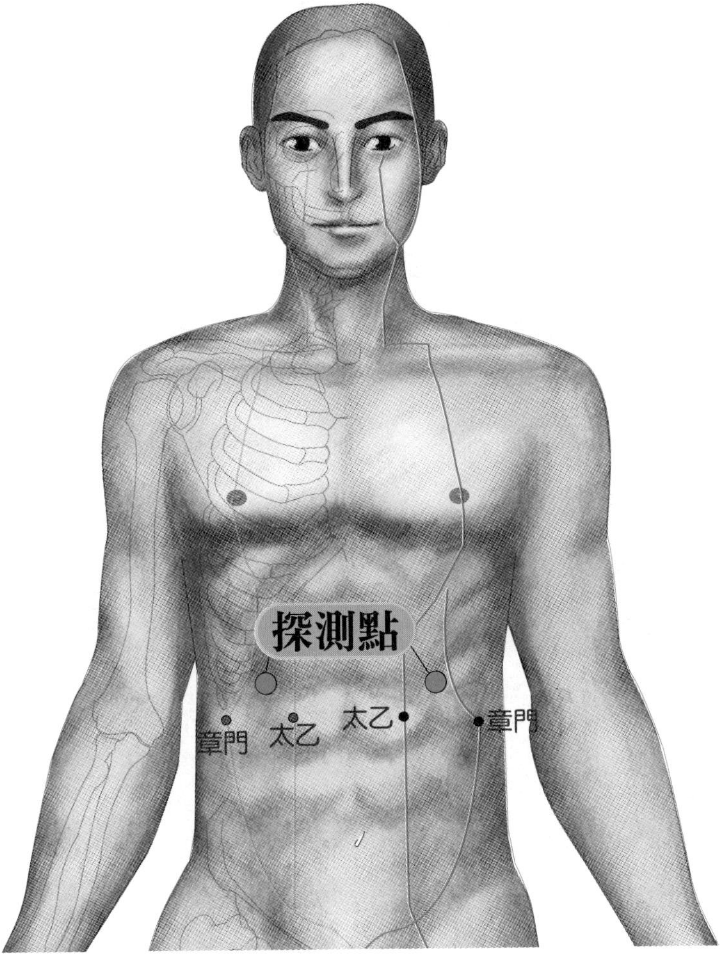


**圖26：**心包積液流水聲的探測點。

## 利用磁鐵片疏通心包經的方法

許多讀者看到了《人體使用手冊》，最大的困擾是不知如何按摩心包經。有些則嫌按那麼多的穴位太麻煩，於是我花了很長的時間尋找簡單的替代方案。

在經絡的科學研究中，發現經絡中的主要物質是膠原纖維，又發現它是以液晶形態存在。從物理學的觀點，晶體形式的物質在聲、光、電、熱、磁方面都有特別的性質。另外，在同一個研究中還發現穴位上有大量的鐵元素，而這些元素有很大的比例是以四氧化三鐵（Fe3O4）的形式存在，這種化合物是磁鐵最主要的成分。因此，在尋找替代方案時，第一個想到的就是磁力。

市場上原來也有磁針的產品，顯然磁力是可以對經絡發生作用的。但是磁針的使用有些麻煩，磁力對穴位的作用比按摩弱得多，磁針扎在穴位上的時間不能太長，否則會出現疼痛。

我找了一種直徑一公分，厚度一至兩毫米的釹鐵硼磁鐵片，如「圖二十七」。釹鐵硼磁鐵是中國大陸特有的磁鐵，占有全世界超過百分之九十的儲量和產量。它的磁力大約是傳統鐵氧體磁鐵的四十倍以上，是目前磁力最強的永久性磁鐵。

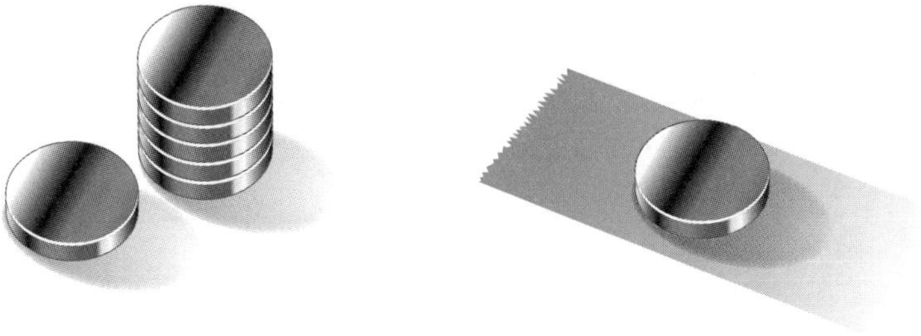

**圖27：**磁鐵疏通經絡的效果沒有按摩好，但是長時間使用累積的效果不會比按摩差。最重要的是，磁鐵比較省事，同時不必受按摩的疼痛。

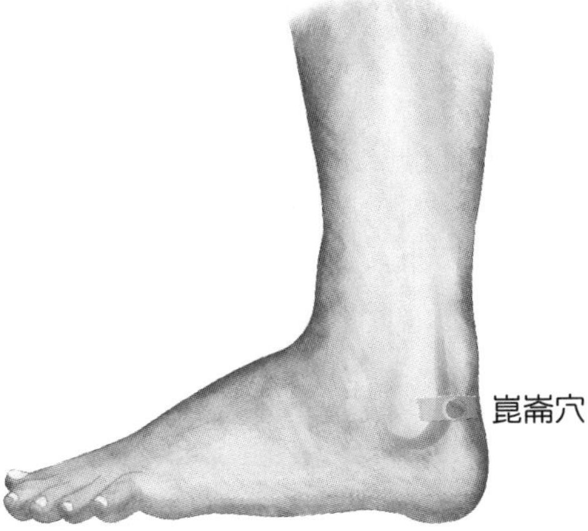


**圖28：**腳踝的部位可以用膠帶直接將磁鐵貼在皮膚上，也可以找兩個磁鐵分別放在襪子的內外兩側，夾在襪子上。

利用這種磁鐵貼在膻中穴、昆侖穴「圖二十八」、內關穴三個穴位，其中膻中穴在任脈只有一個，另外兩個穴位都是左右對稱。因此，一共在五個穴位貼上小磁鐵片，就能有效改善心包積液過多的問題。

通常貼上磁鐵片後十分鐘，即能從肋骨下方的位置聽到聲音的變化。這種變化比按摩小，說明磁鐵疏通經絡的效果沒有按摩好。但是按摩時每個穴位只能按兩三分鐘，磁鐵卻可以貼幾個小時，磁鐵長時間累積的效果不會比按摩差。最重要的是貼磁鐵比較省事，同時又不需要忍受按摩的疼痛。

在使用磁鐵疏通經絡的實驗中，發現每一條經絡如果在兩個以上的穴位貼上磁鐵，就失去效果。因此，所貼的穴位中，膻中穴是任脈的穴位，昆侖穴是膀胱經的穴位，內關穴是心包經的穴位，膀胱經和心包經都是左右各一條獨立的經絡，因此須將五個磁鐵分別貼在五條獨立的經絡上。

磁鐵有南北極之分，在減少心包積液的應用上，並沒有發現南北極放置的不同而有效用上的差異。貼在心包經的磁鐵可以從內關穴改貼在天池穴上，也有相同的效果。由於天池穴和膻中穴都在女士的胸罩範圍，磁鐵可以夾在胸罩上，在放置上非常方便。

磁鐵可以用醫療用的透氣膠帶直接貼在皮膚上。有些人的皮膚會對磁鐵過敏，也可以利用兩個磁鐵夾在衣服或襪子上。由於磁鐵表面鍍了一層較亮的金屬，經常用膠帶黏合，電鍍層很容易脫落。因此，建議將磁鐵先包一層醫用透氣膠帶再使用，如「圖二十九」。一方面可以避免磁鐵表面電鍍層的脫落，另一方面也可以避免皮膚和金屬直接接觸，造成過敏。再一方面可以防止磁鐵因碰撞而破裂。這種磁鐵很脆，磁力又強，經常兩個磁鐵強力的吸撞在一起就破了。

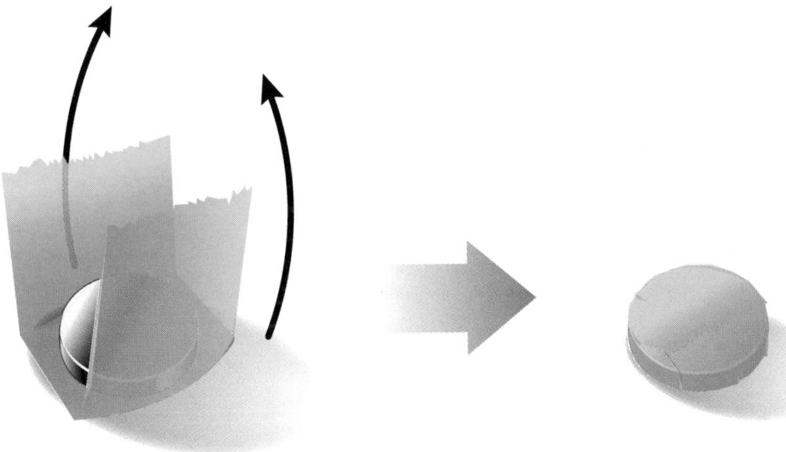

**圖29：**由於磁鐵之表面電鍍層很容易脫落，因此，建議可將磁鐵先包一層醫藥用透氣膠帶再使用。

釹鐵硼磁鐵是永久磁鐵，只要不遺失、不破裂幾乎可以永久使用。這種小磁鐵片，通常在大陸用於識別證的固定，在臺灣則用於帶有燈光胸飾的固定。價格很便宜，可以上網購買，是一種便宜又方便的方法。日本也有類似的產品，做成一個約二至三毫米的圓珠，直接配合圓形的膠貼，可以在臺灣的藥房中買到。不過這種磁珠採用低磁力的材料，效果並不很理想。

這種方法可以有效改善心包積液過多所產生的不適。其中氣喘和關節炎在使用磁鐵時，最好再增加兩個磁鐵，貼在肝經的太沖穴上，如「圖三十」，同時疏通心包經和肝經，則效果會更好。對於有暈車或暈船問題的朋友，最好在上車坐船之前先貼上，雖然不一定能完全杜絕暈車或暈船的症狀，但至少症狀出現時會減輕很多。

哮喘的症狀有多種不同的原因，只有因心包積液過多所引起的患者可以用這種方法緩解。如果是身體排除肺部的寒氣，或由於腎虛的「腎不納氣」引起的哮喘，則疏通心包經就不會有太大的效果。而嚴重的肌無力患者，用這種方法也只有初期有效，必需從情緒或其他更主要的病因著手，才能得到長期的改善。

## 按摩心包經的三個步驟

改善心包積液過多需要在膀胱經的昆侖穴、任脈的膻中穴和整條心包經上按摩。可以分為三個步驟，第一步先按摩昆侖穴，第二步按摩膻中穴，第三步按摩兩手的心包經。

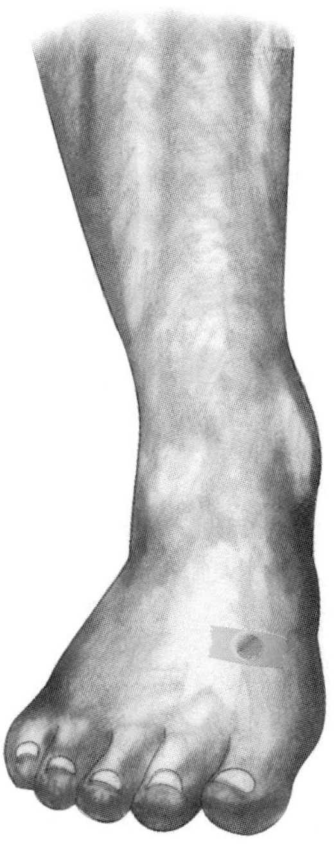

**圖30：**在太沖穴貼磁鐵可以泄除肝熱。

## 第一步：按摩昆侖穴

昆侖穴在兩腳外側腳踝後方凹陷的部位。膀胱經是身體各條經絡排除垃圾的出口，就像身體的大排水溝一樣。身體十二個臟腑相應的經絡，在膀胱經上都有對應的穴位。在實際的操作中，發現按摩昆侖穴能夠有效幫助心包經的通暢，而且先按摩昆侖穴，再按摩其他心包經相關的穴位，效果最好。因此，將這個動作放在改善心包積液的第一步。心包積液過多時所積存的都是身體的廢水，先按摩膀胱經上的昆侖穴，可以有效疏通排水的出口。

可以用食指第二個指節按摩昆侖穴，也可以借助按摩棒，如「圖三十一」。

**圖31**：可使用按摩棒，按摩如圖示之昆侖穴。

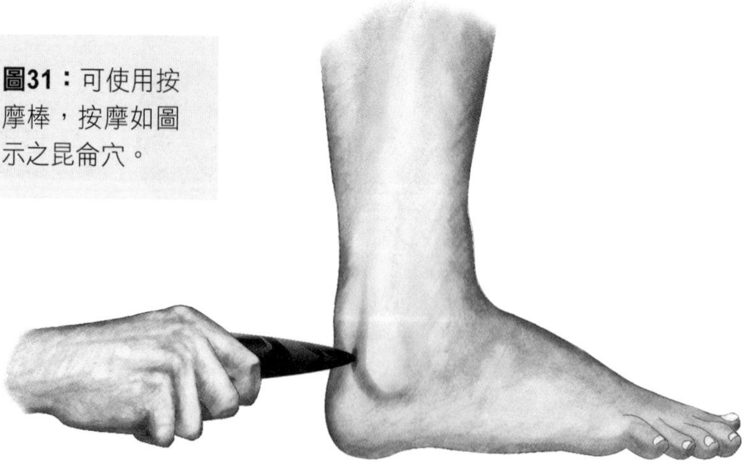

按摩的時間約一至三分鐘，如果按摩時有強烈的痛感，則按摩的時間長一點。通常不痛時代表經絡應該是通暢的。但當身體血氣很低時，會由於身體神經系統的遲鈍，造成即便經絡不通也沒有痛感。

按摩昆侖穴就能在肋骨下的位置聽到流水聲的變化，因此，理想的做法可以一邊按摩一邊聽肋骨下方的流水聲，一段時間之後，就能掌握按摩的訣竅。

**第二步：按摩膻中穴**

膻中穴在身體正面中線的任脈上，在兩個乳頭的連線和身體中線相交的位置，如「圖三十二」。可以用大姆指按摩膻中穴，心包積液過多時，這種按摩有強烈的疼痛感。每次按摩一至三分鐘，不需要太用力，免得一次按摩之後，接下來幾天一碰就痛。

用手按摩膻中穴的缺點是很容易造成強烈的疼痛感，另外有一種類似氣功的方法，利用意念按摩就沒有這個缺點。

把手指輕輕放在膻中穴上，完全不用力，只是指引自己的意念集中於膻中穴。數分鐘之後，指尖上如果能感受到和心跳相同的脈動，就表示意念已經集中於那個穴位了。然後持續一段時間，時間愈長愈好。這就是意念按摩的方法，比用力按摩的效果更好。這個方法用來按摩胸前的主要穴位，效果很好，但四肢上的穴位則由於意念不容易集中在那些部位，需要較長一段時間的練習才能做到。

以前孩子小時，我常用意念按摩的方法幫助孩子順利入睡。方法是將我的手放在孩子的膻中穴上，把我自己的意念集中於指尖，同時要求孩子也把注意力集中在我手指放的部位，當他的意念集中時，我能立即查覺血脈的跳動，就像手摸著心臟似的。他一分心，脈動便會立即消失，隨即敦促他集中意念。這時他身上的血液會往膻中穴集中，大腦的供血減少了，很快就能入睡。這是幫別人意念按摩的方法。

在幫別人按摩時，也要利用一部分自己的意念才會有好的效果，不能只用蠻力。首先要讓自己的意念集中於對方的穴位上，如果配合適當的力度（不需要很用力），被按摩的人會感覺力度像是鑽入穴位深處，而且愈來愈深，這是最理想的按摩。這種按摩的方法，只要有些微的揉動，幅度不需要太大，也不一定是要順時鐘或逆時鐘按，有時只是前後稍微移動就可以。

## 第三步：按摩兩手的心包經

前面提過子午流注的經絡順序，心包經在腎經的下一條，是從胸往手循行。按摩時則逆著方向從手指尖的中沖穴往胸部的方向按，如「圖三十二」。有一種說法，順著經絡循行的方向按摩為補，逆向則為泄。按摩心包經的目的在於排除經絡中過多的垃圾，因此為泄。

按摩心包經，通常以大姆指順著穴位逐一按摩。沒有經驗的人，在穴位的定位上是一件很困擾的事，由於每一個人的身高、手腳的長度都不同，因此，穴位不能用一般的尺來量。中醫用的是每一個人自己身上某一個部位的長度做為量尺。可以用拇指第一節長度為一寸，或以中指第二節長度為一寸，也可以用食指和中指加起來的寬度為一寸半來計算。

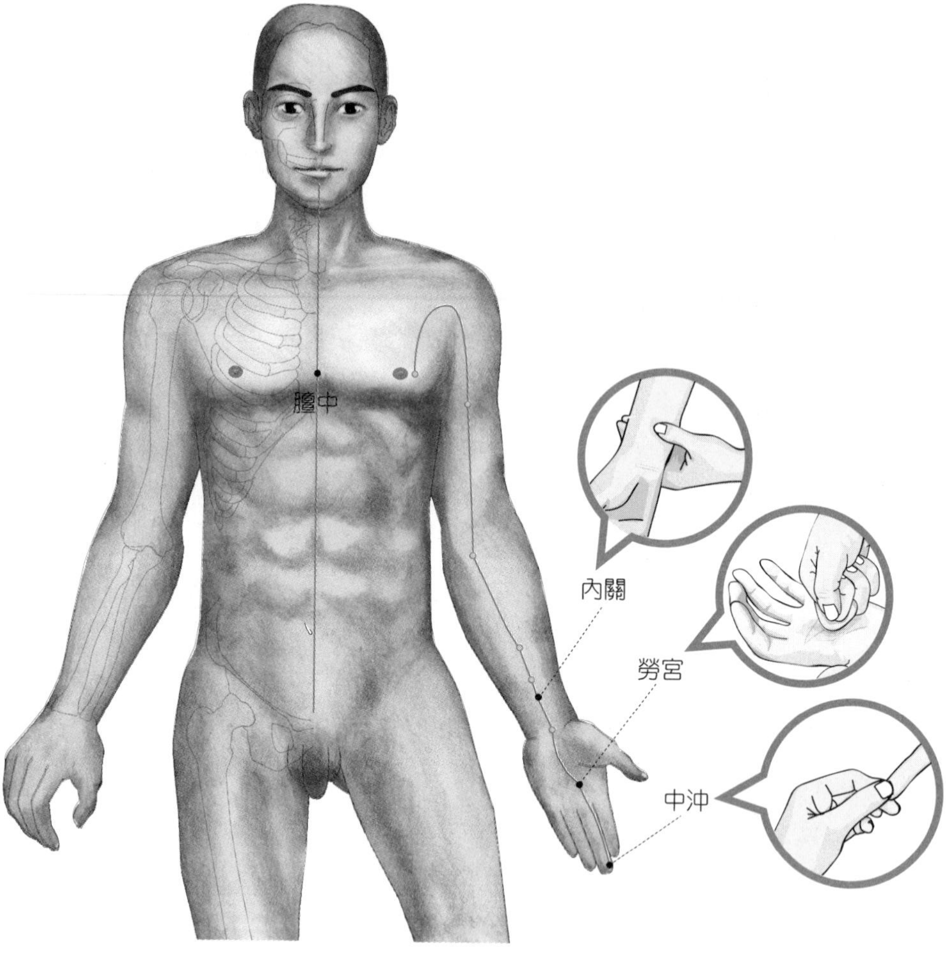


**圖32：**心包經的按摩可以從心包經的中沖穴往胸的方向按摩，按摩時最好聽著肋骨下的流水聲，判斷穴位阻塞的情況，並且檢視按摩的效果。

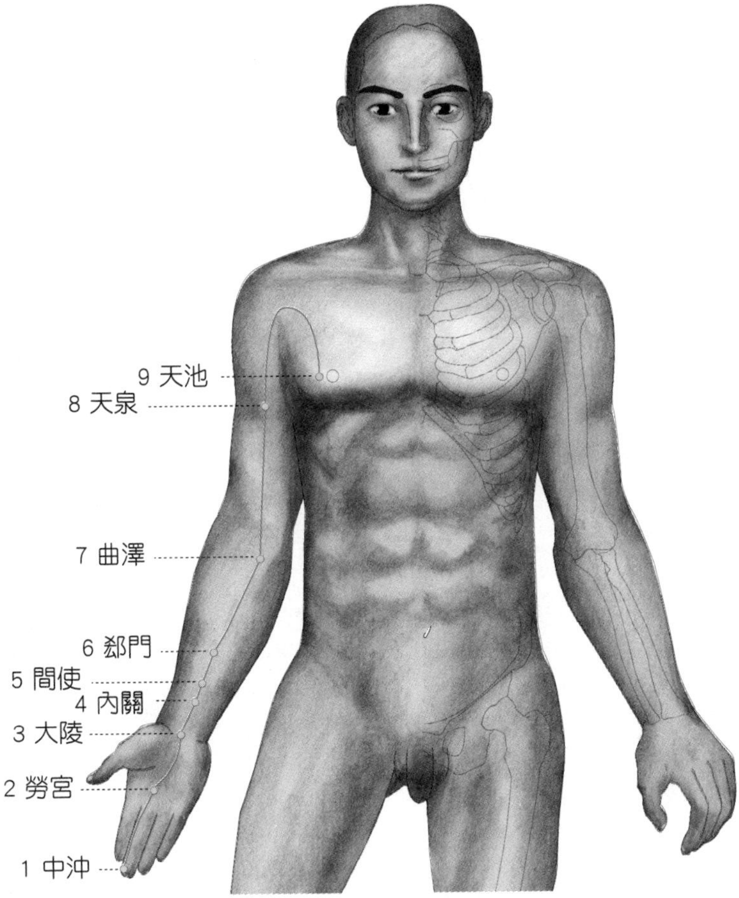


**圖33：**心包經的各個穴位點名稱和位置如下：

●中沖穴在中指指尖上。●勞宮穴在握拳時中指指尖觸及掌心的位置。

●大陵穴在腕橫紋中線。●內關穴距大陵穴兩寸。

●間使穴從大陵穴上三寸，也就是從內關穴上一寸。

●郄門穴從門使穴再往上一寸。●曲澤穴在肘橫紋中央。

●天泉穴乳頭等高線下一寸。●天池穴乳頭外一寸，和乳頭等高。

心包經在手臂內側的中心線上，按摩從中沖穴開始，依序為勞宮、大陵、內關、間使、郄門、曲澤、天泉、天池等九個穴位。尋找穴位時，先用姆指第一節或中指第二節的長度，依下列位置說明找到大略的位置之後，在前後左右附近試按，通常正確穴位點被按的感覺和非穴位點會有明顯的差異。有時會比較痛，有時會比較痠。剛開始會有一點難度，試過幾次之後，就很容易了。如果真的很困難，建議就近找個中醫專業的經絡按摩師傅指導吧。

# 細嚼慢嚥

近來電視上常有大胃王的比賽，在一定的時間裡吃最多的人得勝，這是最不健康的比賽。得獎的人也許目前還不是大胖子，在不久的將來應該逃不過肥胖的命運。在我認識的胖子中，「吃飯速度快」幾乎是每一個胖子共通的毛病。但是在「肥胖是吸收太多熱量」的理論下，「吃飯速度」從來沒有被認定和肥胖有關，當然也就從來不是減肥的處方之一。

當食物進入人體之後，從口腔經咀嚼，並且加入適量唾液初步處理之後，進入胃部，經胃酸、膽汁及各種消化酶的分解之後，進入小腸。部分食物呈電解性的液體狀態，部分仍是固體的狀態。其中液體的部分才能滲透進入小腸壁被小腸吸收，固體的部分則流向大腸，在大腸中身體會進一步把剩下的液體吸收乾淨，固體的殘渣就成了大便排出體外。

在這整個過程中，可以發現食物只有轉化成液體才有機會被人體吸收，固體食物是不容易被身體吸收的。我們所吃的食物大多數是固體的形式，因此才需要咀嚼將之磨碎，嚼得愈碎的食物到了小腸時，成為液態的比例愈高。另外，身體分泌消化酶的充分與否，也決定了食物被吸收的比例。因此，如大胃王比賽囫圇吞棗式的吃飯方式，大多數的食物到了小腸都還是固體的狀態，根本無法穿透小腸壁，便直接進入大腸，轉變為大便。嚴格說，那樣的吃法，身體不過是一部製造大便的機器，不但浪費了食物，也傷害了身體。

人體大多數的經絡都是由上而下垂直分布，膽經是一條由頭到腳的經絡，在身體部分也是由上而下垂直分布，但是在頭部的分布卻很特別。「圖三十四」是膽經在頭的兩側的分布，在耳後的部分是膽經，在臉頰的部分是膽經別（經絡的分支）。當咀嚼食物時，整個頭部的膽經和膽經別都被不斷的刺激，這時膽汁就開始分泌。因此，咀嚼食物不只有將食物咬碎的功能，還是啟動身體分泌膽汁的開關。有了充分的膽汁，身體才能將食物分解進而吸收。從膽經的分布，便可以瞭解人體在設計上考慮的周詳而且慎密。

在臺灣，老一輩的人不准孩子吃飯時把米飯泡湯，以及醫學上認為稀飯並不如乾飯容易消化，其中的關鍵就在於咀嚼能促進身體分泌膽汁，使身體更容易吸收養分。不需要咀嚼的食物反而不容易被身體所吸收。所以咀嚼不但能夠物理性的把食物嚼碎成細小的顆粒，還能夠增進膽汁的分泌，而且更具有化學性的分解吃進去的食物。因此，充分的咀嚼是提升食物吸收率最重要的手段。

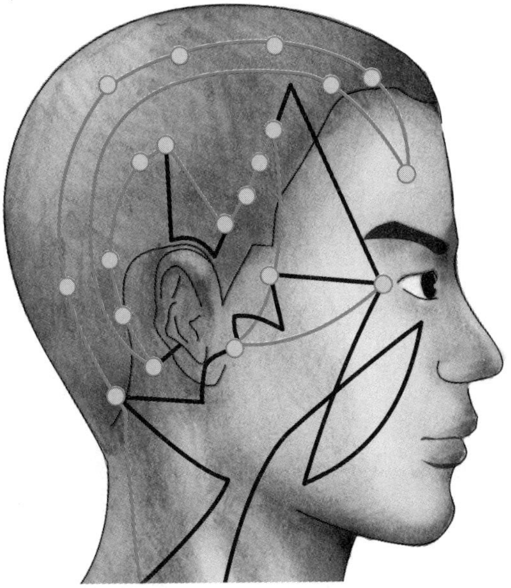

**圖34：**當咀嚼食物時，整個頭部的膽經和膽經別都被不斷的刺激，這時膽汁就開始分泌，有了充分的膽汁，身體才能將食物分解而吸收。

現代人囫圇吞棗式的吃飯習慣，大多數的食物都在很大顆粒的狀態下，就進到肚子裡，加上生活習慣不好和阻塞的經絡，使得消化酶的分泌不足。而快速的吃飯習慣，更使身體分泌消化酶的速度趕不上食物的供應。因此，大多數的食物不是由於顆粒太大，就是由於消化酶的不足，而使食物到達小腸時，其成為液態的比例非常低。食物的吸收比例是多數人從來沒有考慮過的問題，總以為吃進肚子裡的食物都會被身體所吸收了。但真實的狀況是，吃進肚子裡的食物只有小部分被吸收，大多數都變成了大便，一部分順利的排了出去，還有一部分就留在大腸裡供養著大量的細菌，成為危害健康的宿便。

食物被吸收的比例，會隨著咀嚼和吃飯的速度而改變。咀嚼次數愈多消化酶分泌就愈充分，食物到達小腸時成為液態的比例就愈高，被吸收的比例也就愈大。細嚼慢嚥和囫圇吞棗式的吃飯習慣，其食物的吸收比例有可能相差數倍之多。大多數沒有被充分咀嚼的食物，只是徒然增加身體消化系統的負擔，並且增加大腸中的宿便而已。

人體需要的營養是那些被吸收的食物，因此如果食物的吸收比例愈高，則吃進去的食物量就能減少。那些飯量愈來愈大的人，大部分都是囫圇吞棗式的吃飯習慣，許多的食物只是到身體裡空跑一遭而已。身體一直無法吸收到充足的營養，只好不斷的提高食慾增大食量。

在肥胖理論裡，中西醫的基本概念是完全相反的。西醫認為肥胖是身體能量過剩所造成的，那些肥肉是多餘熱量堆積而成。中醫的觀點，則認為那些多出來的肥肉是垃圾，稱為「痰濕」。實際上，是身體各個部位的細胞所排出來的垃圾，由於身體沒有足夠的能量將之從血液中運輸到膀胱排出體外，是造成肥胖的許多原因之一。因此，減肥不應該降低身體的能量，反而應該提升身體的吸收能力，增加身體的能量。

「細嚼慢嚥」的吃飯習慣，可以大幅提高食物的吸收比例。身體會因為吸收了充分的營養，食慾自然降低，不再需要那麼大的飯量。飯量減少加上大多數食物能被小腸吸收，那麼食物的殘渣就能大量減少，包含腸胃在內的整個消化系統的負荷亦能大幅減輕。不但新增的宿便減少，而且身體也開始有多餘的能量去清理長期積存在大腸中的垃圾。

用一組假設性的數字來說明「細嚼慢嚥」對腸胃負擔的影響。假設本來囫圇吞棗式的吃飯習慣，身體對食物的吸收率為百分之二十，此時有百分之八十的食物進入大腸，最終成為大便。那麼假設一天吃進一千公克（一公斤）食物，胃和小腸的食物處理量為一千公克。小腸吸收了百分之二十就是兩百公克的食物，轉化成身體有用的能量。剩下百分之八十，即八百公克食物殘渣將進入大腸處理，如「圖三十五」。

假設食物的吸收比例和吃飯速度成反比。如果吃飯的速度放慢兩倍，「細嚼慢嚥」使食物被吸收的比例提升到百分之四十，此時應可將食量減少至原有的百分之五十。食量從一公斤減為五百公克，胃和小腸的食物處理量為五百公克，小腸吸收了百分之四十的營養達到兩百公克。大腸的食物處理量則為三百公克。

囫圇吞棗時，食量是一千公克，吸收了兩百公克。細嚼慢嚥後，食量是五百公克，吸收了兩百公克。飯量減少了一半，身體吸收的營養和原來相同。

囫圇吞棗時，胃和小腸的負荷是一千公克，大腸的負荷是八百公克。細嚼慢嚥後，胃和小腸的負荷是五百公克，大腸的負荷是三百公克。胃和小腸的負荷減少了一半，大腸的負荷減少了百分之六十二點五。

囫圇吞式的飲食習慣，加上從不間斷的每日三餐過量飲食，人體的消化系統長期處於過度負荷的狀態，使得腸胃問題愈來愈嚴重，垃圾堆積愈來愈多。當身

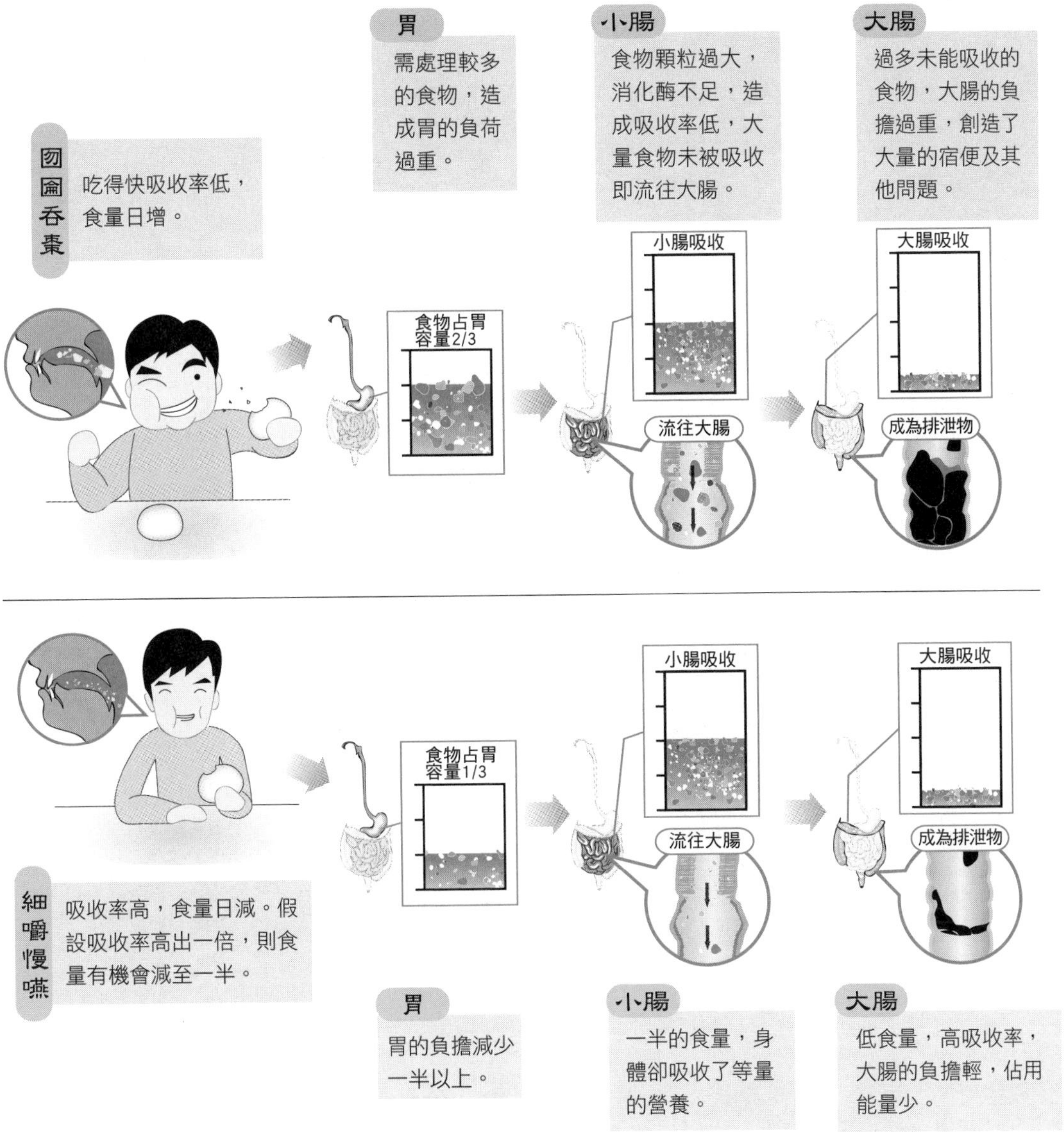
囫圇吞棗
吃得快吸收率低，食量日增。
胃
需處理較多的食物，造成胃的負荷過重。
小腸
食物顆粒過大，消化酶不足，造成吸收率低，大量食物未被吸收即流往大腸。
大腸
過多未能吸收的食物，大腸的負擔過重，創造了大量的宿便及其他問題。
食物占胃容量2/3
小腸吸收
流往大腸
大腸吸收
成為排泄物
小腸吸收
食物占胃容量1/3
流往大腸
大腸吸收
成為排泄物
細嚼慢嚥
吸收率高，食量日減。假設吸收率高出一倍，則食量有機會減至一半。
胃
胃的負擔減少一半以上。
小腸
一半的食量，身體卻吸收了等量的營養。
大腸
低食量，高吸收率，大腸的負擔輕，佔用能量少。

**圖35：**囫圇吞式的吃飯習慣，會使營養的吸收率變低，因而使食量增加，結果造成腸胃的負擔過重、宿便增加，最終形成肥胖。

體無力處理腸胃的問題，腸胃中的細菌更容易孳生，使脾臟的負擔也愈來愈重。中醫認為脾主運化，脾臟的能力愈來愈虛時，身體的垃圾也就是中醫所說的「痰濕」便會在全身慢慢的堆了起來，外表自然就愈來愈胖了。

「細嚼慢嚥」是追求健康和減肥最重要的手段之一，這種減肥手段不需要忍受任何飢餓，是最自然和健康的方法。如果人口眾多的中國，大家吃飯時都能細嚼慢嚥，不但能節省許多不必要的醫療開支，每年還能省下非常大量的糧食。

我常常告誡年輕的朋友，如果想要成為胖子，飯就吃快一些。如果想要減肥，就從細嚼慢嚥做起吧。

# 午後輕食

人類大概是這個世界唯一每天吃三餐的動物，自然界中沒有一種動物，能和人一樣過著這麼安逸的生活，大多數的動物都是有一餐沒一餐的，有時甚至幾天都吃不到一餐。許多養貓狗的朋友都知道，貓狗一天只能餵食一餐，如果多餵食一餐，家中很快就會有隻大肥貓或大胖狗。

某些宗教的修行人奉行「過午不食」的修行方式，他們吃過了午餐，就不再進食了。長期觀察這些人，不但不會因為營養攝取不足而產生健康的問題，反而這些人有一個共同的特點，就是很少有大腹便便的體型。

長期以來就有「早餐吃得好，午餐吃得飽，晚餐吃得少」的養生飲食習慣的說法，如果覺得「過午不食」嚴苛了點。可以選擇把飲食習慣調整成「晚餐吃得少」的「午後輕食」。

自然界中所有的動物都是肚子餓了才吃，唯獨人類是時間到了就吃。這種時間到了就吃的習慣，使許多人的腸胃經常保持飽足的感覺，有時根本就是脹滿的不舒適。這種狀況對於腸胃而言，幾乎大多數時間都處於超負荷的狀態。

「負荷過重」是腸胃最常見的問題。我的經驗如果肚子沒有飢餓感時，一兩餐不吃。結果第二天反而會排出更多的大便，而且這樣的情形屢試不爽。說明平常每天不間斷的吃東西，造成腸胃過重的負荷，使腸胃沒有多餘的能力把垃圾清乾淨。清除大腸中宿便最簡單的方法，就是經常少吃一兩餐。

# 第八章

# 橫膈膜按摩法

一個住在香港沙田的好朋友曾冬沛先生，是一個很好的按摩師。他從西醫解剖學中體悟出一套「橫膈膜按摩法」，可以在一兩分鐘內改善許多肩頸的痠痛和呼吸不順的症狀。多做幾次還能使這種痠痛消失，可以說是一種治標兼治本的按摩方法。這個方法簡單易學，我學會了之後，幫助過許多朋友迅速改善了長期困擾的問題。

中醫的三焦包括上焦、中焦、下焦，指的是胸腔和腹腔。三焦經從兩手無名指開始，沿著手背通過肩頸直到頭部。肩頸的痠痛經常和三焦經有密切的關係，橫膈膜則是三焦中最重要的部位，也是許多問題的根源。

橫膈膜在胸腹腔的中間，身體的主要內臟大多數都和橫膈膜有或多或少的相連。三焦經的阻塞常常和橫膈膜有密切的關係，可是橫膈膜在胸腔裡，從外部根本無法觸摸到。曾先生想出一個非常特別的方法，利用呼吸時肺部的擴張使橫膈膜擴大和收縮，達到按摩橫膈膜的目的。

身體呼吸時肋骨會隨著肺部的擴大和收縮往橫向發展，如果用手壓住背後和兩側腋下肋骨的下沿，使得肺部無法從橫向擴大，則必定改變為往下的擴張。往下擴張的肺臟會壓迫橫膈膜往下擴張。幾次橫膈膜的擴張和收縮，就能把本來可能存在的問題都排除。做完按摩後，不暢的呼吸、痠痛的肩膀和頸部都能有立即改善的感覺。連續做幾天，會感覺症狀逐漸消失，最終完全康復。

詳細的作法就是按摩師用兩手姆指壓在患者背後肋骨的最下沿，兩手的食指、中指、無名指拼攏壓在腋下肋骨的最下沿。

1 按摩師口令：吐氣。

2 患者慢慢把胸中氣體吐出，儘量吐盡。

3 按摩師兩手隨著患者肋骨的收縮，收緊虎口，縮小肋骨的橫向空間，在患者吐完氣時發出口令：吸氣。

4 患者開始吸氣時，按摩師用力收住虎口，盡可能阻止肋骨的擴大。這時肺臟無法從橫向擴張，只好往下擴張，直接造成橫膈膜的擴張，達到按摩橫膈膜的目的。

5在患者吸足了氣時，發出口令：吐氣。

6重複前面 2～5 的動作，連續動作做十次，耗時約一至兩分鐘。

一個朋友長期有五十肩的問題，右手無法上舉，勉強上舉就痛。我用這個方法幫他做了十次的呼吸動作，右手的上舉立即大幅改善，疼痛感也輕了很多。建議他找一個按摩師，把這個方法傳授給他，由按摩師幫他按摩幾次，大概就能完全擺脫這個問題。同時按摩師也可以用這個方法幫助其他的人。此外，這個方法對於落枕也有很好的療效。

只是這個按摩法需要專人協助，而這幾年我發展出更簡單的方法，完全不需要別人的協助，自己就能做。

方法是：

①先兩手向兩側平舉到與肩同高。

②左腳向前踏出一步，兩手向後伸展，挺胸吸氣，緩慢的吸，吸到胸中完全充滿空氣。

③吸滿氣後心中默數 1、2、3、4、5，

④開始吐氣，緩慢吐氣，吐到全空。吐氣時上半身逐漸前傾，兩手並逐漸向前收縮，

最終上半身完全向前，面向地面，呈水平姿勢，兩手交叉抱於胸前。
反復做二十次，再換右腳向前，同樣做二十次。
這個方法同樣能壓縮橫膈膜，達到鬆弛肩頸的目的。

雙手平舉與肩同寬
左腳前跨一步，挺胸緩慢吸氣

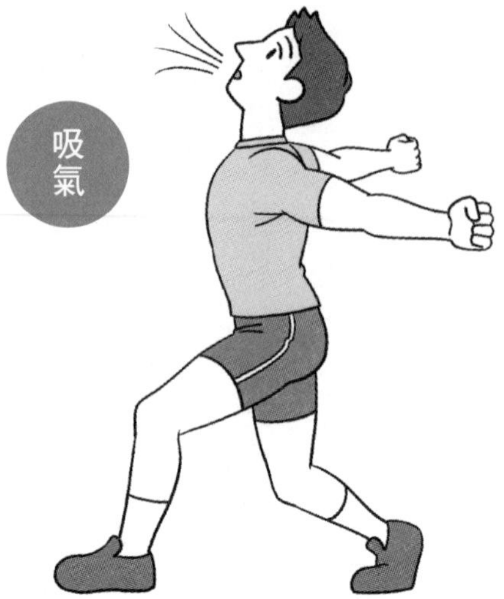


默數1、2、3、4、5後緩慢吐氣，
上半身開始前傾並將雙手經胸交抱。

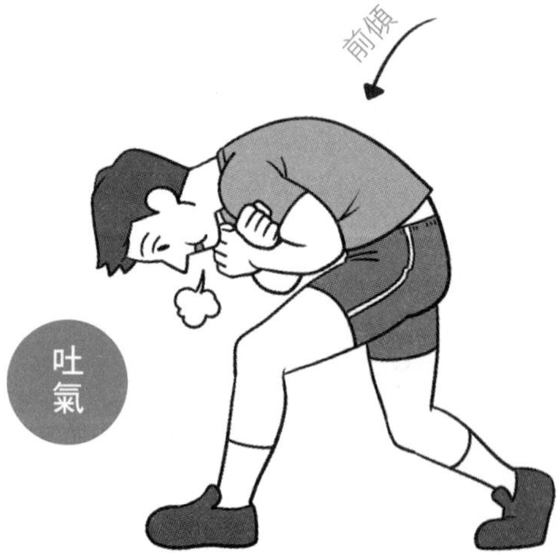

# 第四篇

# 人體的復原工程



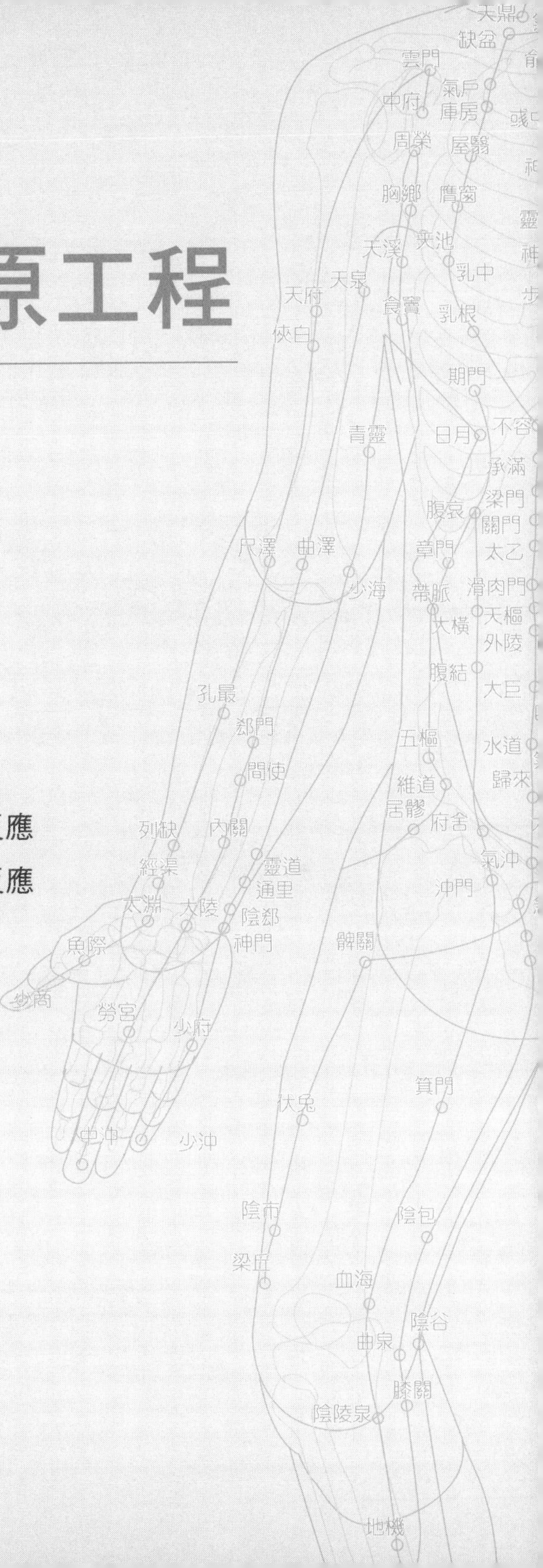
天鼎
缺盆
雲門
氣戶
中府
庫房
周榮
屋翳
胸鄉
膺窗
天溪
天池
乳中
天泉
天府
食竇
乳根
俠白
期門
青靈
日月
不容
承滿
梁門
腹哀
關門
尺澤
曲澤
章門
太乙
少海
帶脈
滑肉門
大橫
天樞
外陵
腹結
孔最
大巨
郄門
五樞
水道
間使
維道
歸來
居髎
列缺
內關
府舍
經渠
靈道
氣沖
通里
沖門
太淵
大陵
陰郄
魚際
神門
髀關
少商
勞宮
少府
箕門
伏兔
中沖
少沖
陰市
陰包
梁丘
血海
陰谷
曲泉
膝關
陰陵泉
地機

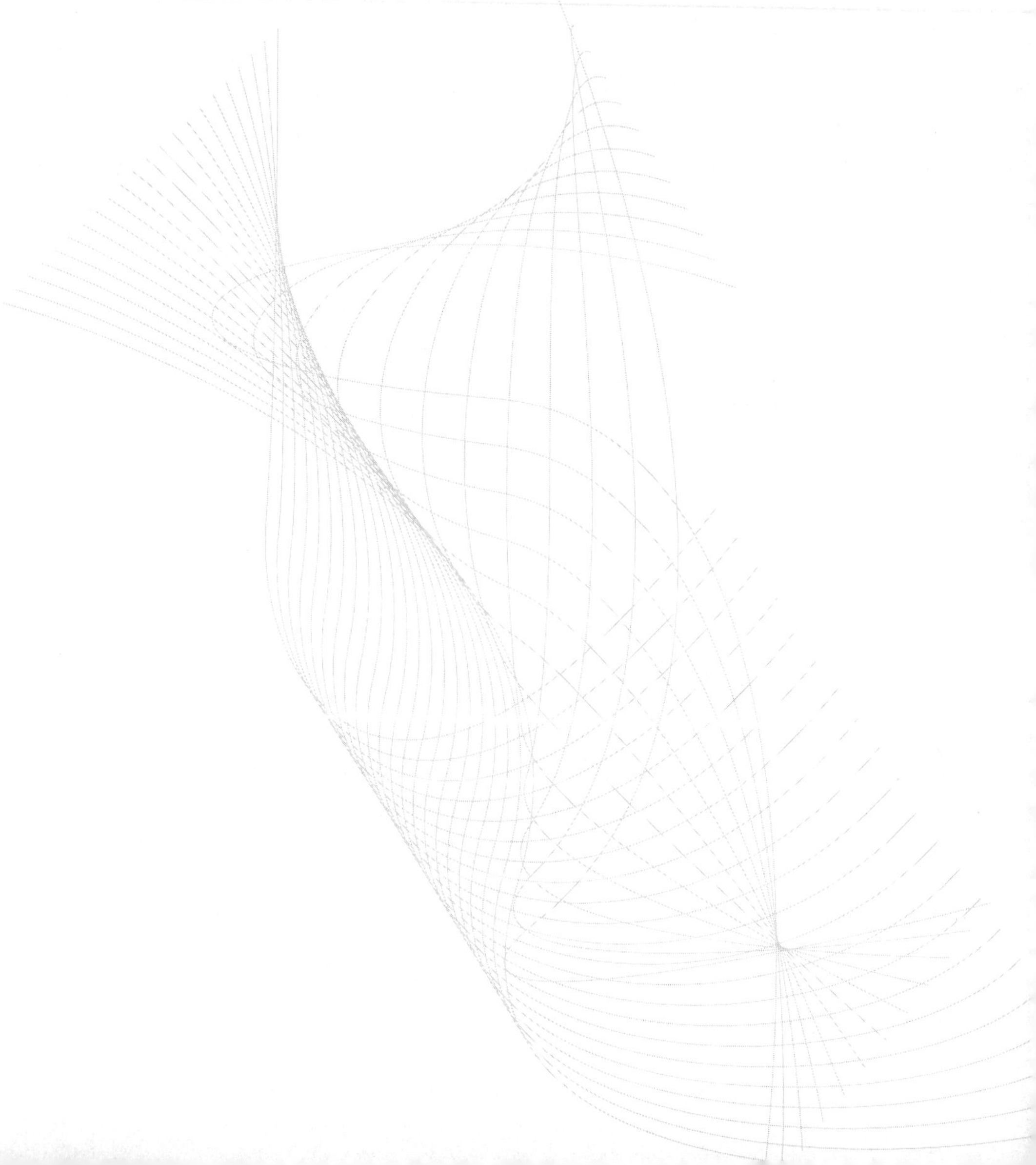

人體擁有強大的自癒能力，在血氣下降的趨勢中，這種自癒能力會處於非常低下的狀態，許多身體的損傷都會被暫時擱置。直到血氣回升後，身體才會開始處理這些被擱置的損傷。

當身體開始處理庫存的損傷時，會出現各式各樣的症狀，在傳統的常識裡，這些症狀都被會定義成疾病。許多人在調養後出現這些症狀，還以為自己得了什麼病。最典型的例子，就是退休後生活作息改善，過了一段輕鬆舒服的日子之後，身體便開始出現不適。去醫院檢查，被醫生告知得了某種疾病。接下來，就和醫院建立了不解之緣。可能有許多退休人的疾病，根本只是身體進行復原工程所產生的症狀而已。

在《人體使用手冊》出版後，許多讀者看了書開始改正生活作息，沒多久就出現各種不適的症狀，雖然在書中提醒過讀者會有這種現象，但是真正發生在自己身上時，大多數人心理上還是會很不安。

在我自己以及朋友的調養經驗裡，曾經出現過各種的症狀，這些症狀在許多另類療法中稱之為「好轉反應」或「瞑眩反應」。由於每一個人的身體狀況不同，出現的反應也會不同。有些人的反應很強烈，有些人初期沒什麼反應，過一段時間才開始有反應。

這些調養的反應多半出現在血氣上升之後，在沒有適當的儀器可以量測血氣之前，只能回顧自己近期的生活作息，來判斷血氣趨勢的上升或下降。如果生活作息改善了才出現的症狀，通常就是身體修復機制所造成的反應。

## 能量提升的反應

開始調養時比較常出現的是能量反應。大多數現代人平時都處於透支血氣的狀況，也就是平時身體所使用的能量，有一部分是每天吸收養分產生的血氣，一部分則是透支肝血而來的肝火。

許多人都有這樣的經驗，在經絡推拿師按摩之後，就會出現連續幾天的異常疲倦。這是肝經被疏通了，身體停止了肝火的透支，回到自然的狀態。以現代「身體異常就是疾病」的邏輯下，有些人會懷疑自己是不是生病了，其實這種疲倦只是顯示出自己本來能量不足的面貌而已。就像一個企業突然把銀行的貸款還完了，手頭上的資金立刻就緊了一樣。這時最好能好好休息幾天，把身體的能量補足。大多數身體出現疲倦的情形，是身體需要休息的信號，不一定是疾病。這種疲倦感有時會持續一兩個星期，如果接下來仍然能繼續保持早睡及充足的睡眠，則肝火不再透支，身體回到自然的狀況，健康就會一天比一天改善。

由於現代醫學教我們，身體的異常就是疾病，當身體突然出現特別疲倦時，有些人便立刻想到是不是有嗜睡症？是不是糖尿病？立即想要找醫師看看，希望能儘快的回到本來精神奕奕的狀態；同時認定會造成疲倦的調理方法必定對身體有害，因此再也不敢輕易嘗試。

其實，原本的精神奕奕可能是透支肝火而來的，不是真的健康。通常年輕的孩子總比中老年人睡眠多，這並不代表年輕人的身體就比較差。反而是年輕人血氣盛不需要透支肝火，所以能夠維持正常的睡眠時數。中老年人已經長期習慣透支肝火，有時連續幾天熬夜精神也很好。從中醫的觀點，這種精神奕奕反而是一種病態。

我們都有這種經驗，放長假在家睡幾天之後，有時會出現愈睡愈累，怎麼睡都不夠的現象，於是就出現了「多睡對身體不好」的說法。其實是睡了幾天，身體的肝火去除了，顯現出本來血氣不足的現象，身體內部的系統開啟了補足能量的工作，於是就出現了這種愈睡愈想睡的狀況。其實只要等到身體真的睡夠，就不會想再睡了。

有些人長年睡眠都很多，但是仍然經常感到很疲倦，這種情形可能就是身體真的有問題了。也許問題出在食物的攝取或吸收上，身體由於沒有足夠的造血材料，即便睡了很多，也造不出足夠的能量。此時就要檢討自己的食物是否不均衡？是否吃飯的速度太快，沒有充分咀嚼？亦是否膽功能太差，身體沒有足夠的消化酶分解食物？

多數人很難做到長時間的休息，頂多休息一兩天，就回到原來透支的狀態。適當的休息是最省錢也是最有效的養生方法，卻是多數人最不容易持續做到的事。雖然許多人很想把健康排在人生中最重要的地位，但在實際的生活中卻經常把事業放在第一位，感情和家庭排在第二位，健康總是排在最後一位。只有等到身體真的出了問題時，才會想把健康的重要性往前挪動，不過多數情形也僅止於想想，真的付諸行動的人並不是很多。

## 排除寒氣的反應

記得我在初中時，每天要騎一個小時的自行車上學。有一次遇上了颱風，學校宣布放學的時間晚了一點，沒穿雨衣，頂著強風和豆大且密集的雨勢，騎了一個多小時的自行車回家。回到家時已經冷得直發抖，母親煮了兩碗薑湯給我喝，那一次說也奇怪，居然沒有感冒。可是過了一年，就出現了嚴重的香港腳，再過兩年，就得了過敏性鼻炎，在高三那年還因為鼻竇炎到醫院開了刀，但開刀並沒有真正得到改善，過敏性鼻炎一直跟著我三十年。直到我學了中醫之後，花了三年才克服了過敏性鼻炎。

我自己仔細觀察鼻炎和香港腳的發作時間，同時回顧自己一生的病史，才推論出這幾個疾病的原因。原來那一次颱風天淋的雨，我花了幾十年的精力，才把進入身體的寒氣排除一部分，目前仍然有大量的寒氣還在體內，仍在持續清除之中。但已不再長期出現過敏性鼻炎的症狀，但一兩個月仍會排除一次寒氣。

在整個調養的過程中，曾經出現各式各樣不同的感冒症狀，我將之歸類為表面的寒氣和深層的寒氣兩種，表面的寒氣再分為正面的寒氣和背面的寒氣兩種。在我的經驗中，正面和背面的寒氣排除是最常出現的症狀。正面的寒氣多數是胃寒，背面的寒氣則從膀胱經排出。

當寒氣侵入身體後，如果血氣能量不算太低，身體會儘可能將寒氣排出。血氣能量不夠時，身體沒有能力立即將之排除，只能選擇將之暫時儲存。寒氣是低溫的物質，必需先轉化成和體溫相同的物質，才有可能儲存在身體裡。這時只好改變物質內部的化學成分，釋放出部分的化學能，以提升物質本身的溫度。當血氣能量足以排除寒氣時，身體會再啟動相反的程式，用自身的能量加注到寒氣物質中，使其吸收足夠的能量，再將化學成分轉化成原來的成分。有時感冒會出現從骨頭冷出來的感覺，就是寒氣物質正在吸收周圍熱量所造成的。

這種轉化方式的排除寒氣，需要大量的能量。因此要養足了血氣，身體才能啟動排除寒氣的工作。就像電扇和空調都是夏天用來驅暑的工具，但空調機的電力消耗遠比電扇高出數十倍。主要是電扇只轉動葉片，沒有進行任何溫度變化的調整，空調需要利用冷凍機改變溫度，因此，需要耗費大量的電力。

生活中只要用來改變溫度的電器用品都需要大量的電力。同樣的排除寒氣，需要在人體內部進行一系列熱交換的反應，因此，需要有足夠的血氣能量才能啟動。

## 排除胃寒的反應

胃寒的排除：會先出現鼻塞，再出現打噴嚏、流鼻水，有時在太陽穴附近會出現偏頭痛，時間長短不一。有時候持續一星期，有時候是一兩天的時間。結束後約兩三天腳縫會出現濕氣，接著小便中也會出現蛋白尿，持續時間也是長短不一，從兩、三天到一、兩星期都有可能。

傳統的認知，香港腳是腳上黴菌感染所造成的，患者的腳縫裡確實充斥著大量的黴菌。不過有些患者只有單腳得病，這種情形對於細菌傳染的說法是一個很大的挑戰。同一個人很難把兩腳完全隔離，依照細菌傳染的理論，那隻健康的腳很難逃脫被感染的命運。但實際上，這樣的患者為數還不少，那隻健康的腳無論如何都不會受黴菌感染。

當身體把排除胃寒產生的垃圾從腳縫排出時，垃圾中除了水分之外，還有豐富的生理垃圾。這些生理垃圾大多數含有豐富的蛋白質，潮濕和富含蛋白質的環境，非常適合黴菌的大量繁殖，香港腳因而得以成病。

我自己的經驗，每當排了胃寒之後沒幾天，腳趾縫中會變得很潮濕，然後腳就開始癢，跟著小便就出現蛋白尿。

當血氣較差時，多數人的身體都會有左右不平衡的現象，因此腳趾潮濕的症狀，有時只有單邊會發生；也就是腳趾的潮濕如果只發生在單腳，那麼另外那隻乾燥的腳就不會有病。問題不在腳縫裡有沒有細菌，而在是不是提供了細菌生長的環境。

對付這個問題的方法，在腳部出現潮濕時，設法保持腳縫的乾燥。穿棉質的五趾襪，或晚上睡覺時用衛生紙夾在趾縫間。通常過了幾天，腳就恢復乾燥了，這樣可以防止香港腳惡化。

明白了香港腳的成因，治療的方法就可以分為三個方面，首先可以用傳統西藥殺除黴菌，把已經存在的病菌去除，可以達到治標的目的。其次，經常注意腳縫中的濕氣，當出現濕氣時，最好穿棉質的五趾襪，保持腳縫的乾燥，使黴菌沒有機會快速繁殖。而最根本的防治之道，則是儘量避免受寒以及冰冷的飲料，且在行為上不再製造胃寒的機會，那麼身體就不需要排除寒氣，腳縫也就不會濕了。

蛋白尿是另一個去除胃寒時會產生的症狀，當身體排除胃寒所產生的垃圾，除了在腳縫中流出之外，還有一部分會從小便中排出，這些垃圾富含蛋白質，參雜在小便中自然成了蛋白尿。

蛋白尿出現時，如果正逢體檢，很容易就會被認為是腎功能出了問題，而被當成腎臟病治療，那麼可能沒病也會給治出病來。對於這種偶而出現的蛋白尿，建議等小便中的泡泡不見了再去做體檢。如果長時間泡泡都不會消失，就要去找醫生了。

小便中的蛋白尿對男人影響不大，但卻常常對女人造成許多討厭的問題。就像富含蛋白的濕氣留在腳縫裡會形成香港腳一樣。蛋白尿積在女人的尿道口，也會使原來在那裡的細菌快速繁殖，造成周圍器官的疾病。例如，常見的婦女尿道炎、陰道炎、子宮頸糜爛和膀胱炎等，很可能都是蛋白尿惹的禍，最好每天注意自己的小便有沒有泡泡。

這一類疾病通常出現在排出蛋白尿之後一兩星期，那時不再有蛋白尿，就找不到這些疾病的原因。病人總是隔一段時間又出現類似的症狀，成為週期性的疾病。

婦女發現小便中有泡泡時，如果在家裡，小便後最好用水沖洗乾淨，再徹底擦乾。如果出門在外，最好隨身攜帶紙巾，每次小便後一定要擦乾淨，才能避免蛋白尿造成的後遺症。

除了身體在排除胃寒之後會出現蛋白尿之外，還有當身體修復了腎臟之後，也會出現類似的蛋白尿。

身體修復腎臟時，有時會出現腰痠，有時腎臟部位會出現悶悶的痛或不定時的抽痛，同時感覺小便無力。過幾天小便就出現泡泡，這種泡泡和排除胃寒的泡泡不同，胃寒時排出的泡泡比較大，修復腎臟排出的泡泡很小，像沫似的。同樣的，除非這種泡泡長期出現而不會改變，需要到醫院檢查之外，偶而出現的泡沫可能是身體修復腎臟產生的，不一定需要去醫院檢查。女士們如出現這種泡泡，同樣的要注意防止細菌的感染。

排除胃寒需要身體有充足的血氣能量才能啟動，當身體過度疲倦時，身體即處於透支肝火的狀態，這時這種透支的虛火也會啟動寒氣的排除，而出現打噴嚏、流鼻水的症狀。這種虛火引起的症狀，雖然表面上和血氣啟動的症狀相同。但由於身體沒有真正充足的能量，所以排除寒氣的效率極差。這種情形，只要泄除了肝火，症狀就能停止。

因此，當身體出現排寒氣的症狀時，最好先回顧症狀出現前一段時間的生活作息。如果經過充分休息才出現的症狀，則是正常有效的排除寒氣，最好多休息讓身體將寒氣順利排除。如果是由於過度勞累引起的排寒氣症狀，則是虛火引起的，可以泄除肝火消除症狀，適度的休息避免再度出現症狀。

許多過敏性鼻炎患者，一方面在生活中不斷的有寒氣侵入。另一方面，由於不良的生活作息，長期處於肝火透支的狀態，使得身體經常出現低效能的排寒反應，有大量的症狀卻只能排出少量的寒氣。

## 排除膀胱經寒氣的反應

膀胱經是從眼睛內側的睛明穴開始，經過頭部到整個背部和大小腿的背面，最後終結於腳小趾，如「圖三十六」。頭部或背部受寒時，寒氣會留存在膀胱經裡，當身體能量回升到有能力排除寒氣時，會開始排除膀胱經的寒氣。

膀胱經排除寒氣時，除了一般感冒的打噴嚏、流鼻水的症狀之外，最明顯的

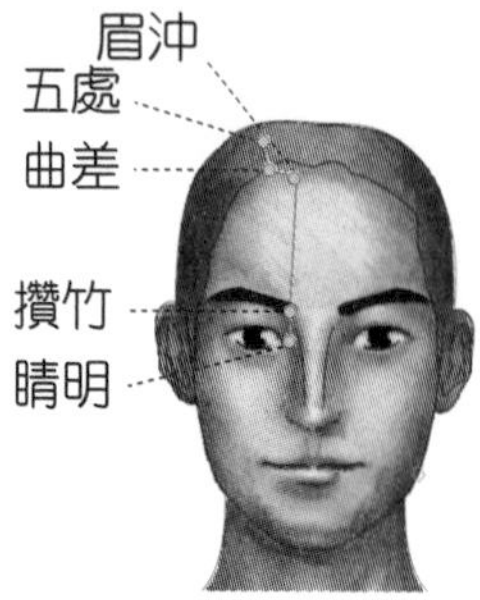


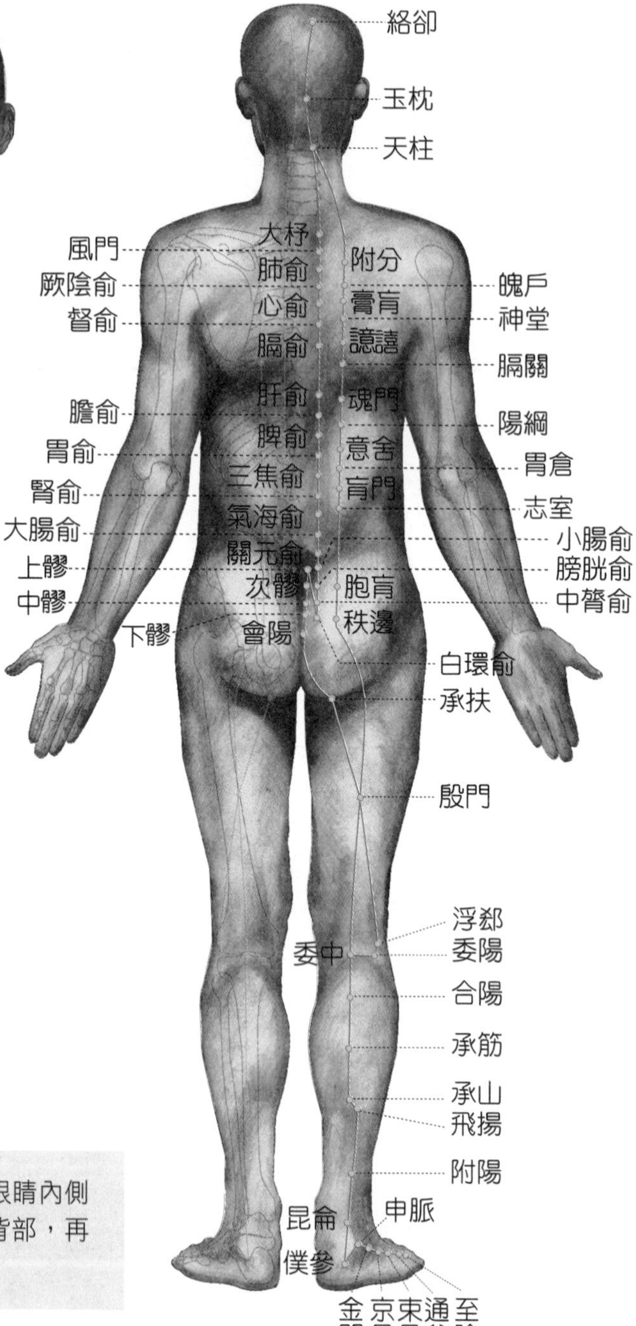


**圖36：**膀胱經起始於眼睛內側的睛明穴，經後腦和背部，再經大腿後側直到腳趾。

症狀就是喉嚨疼痛或聲音沙啞，接著出現後腦的脹痛和肩頸痠痛。這時在膀胱經上按摩或刮痧，是緩解症狀最快的手段。

和所有寒氣的排除相同，當身體開始排除膀胱經的寒氣時，最好能增加休息，讓身體集中能量把寒氣排乾淨。另外，中醫有很好的藥劑能夠幫助身體更有效的排除寒氣，因此，請中醫師開方調理也是很好的方向。

如經常出現這種排除膀胱經寒氣的現象時，就要回顧生活環境中，是否有寒氣不斷侵入的機會。特別是頭部和背後是否常常受寒，例如，洗頭未及時吹乾或經常承受冷氣對頭部或背部的直接吹襲等。

## 排除肺臟寒氣的反應

肺裡的寒氣是身體最深層的寒氣，可能是一次較嚴重的受寒，或者在經絡裡的寒氣積存太久了，而逐漸往深層移動所留下來的。這種寒氣的排除，需要較大的能量。

常有網友問我如何排除寒氣，多數人都期待有立即就能把寒氣排出的藥或按摩方法。實際上並沒有這種方法，就像我們的皮膚受了傷只能在傷口上塗消炎藥，傷口的修復是身體自己要做的。所以排除寒氣是身體自己要做的，當身體有足夠能量時，才會展開排除寒氣的工作。

兒童之所以經常傷風感冒，並不是身體抵抗力不足，相反的是他們的血氣能力很高，只要稍有寒氣進入身體，立即啟動排除寒氣的工作，於是就出現傷風感冒的症狀了。

肺裡寒氣的排除可能出現幾種症狀，包括打噴嚏、流鼻水、咳嗽、頭痛、發燒、全身無力或痠痛、水瀉、膽經痛、膏肓穴疼痛（肩頸痠痛）及清晨四、五點的盜汗等。

其中的水瀉和腸炎的腹瀉非常類似，但是仔細觀察又有很大的不同。腸炎的腹瀉，在瀉之前會有腹痛感，瀉之後痛感仍在；而且瀉個不停，一天之內可能會瀉一、二十次，瀉完之後會有虛脫的感覺，且氣色愈瀉愈差。

排寒氣的水瀉，瀉之前也有腹痛的感覺，瀉之後痛感立即消失，並且感覺很舒適；同時一天之內最多瀉三至五次，瀉完之後身體沒有任何虛弱感，氣色也不會因為水瀉而變差。一個朋友連續水瀉了二十多天，原來因肺虛略黑的臉色愈來愈白，氣色愈來愈好，身體愈來愈輕鬆，一個月之中，一個大腹便便的啤酒肚就此不見。

雖然水瀉和腹瀉都是在大便時排出許多水分，但腹瀉的大便中水和糞完全混合，呈黃色狀。水瀉的大便，則呈灰色狀，水和糞有時是分離的，大便中偶而有顆粒狀的固體。許多孩子在感冒的後期都會出現水瀉，瀉完之後，感冒大概也好了。

膽經痛常被診斷為坐骨神經痛，常常出現在中年以上的人身上，這些人沒有能力排除肺裡的寒氣，但身體仍嘗試進行排除肺寒，因而經常處於肺熱的狀態，很容易出現這種疼痛。

排除肺中寒氣，有時會出現發燒的現象，這種發燒和腸胃炎的發燒不同，並不是細菌引起的，而是身體中的肺氣（肺的能力）和寒氣僵持不下，無法順利將寒氣排出。這時使用抗生素的效用不大，最好按摩手上的肺經，如「圖三十七」，提升肺的能力，使身體能順利將寒氣排出。這種按摩有可能會很痛，兒童較難忍受，可以用中醫推拿用的經絡油，或利用熱水加米酒（或黃酒），一比一的比例，溫度以孩子能忍受的程度為宜。用手沾經絡油或熱酒水，在肺經上由胸往手推，可以有效的退燒。

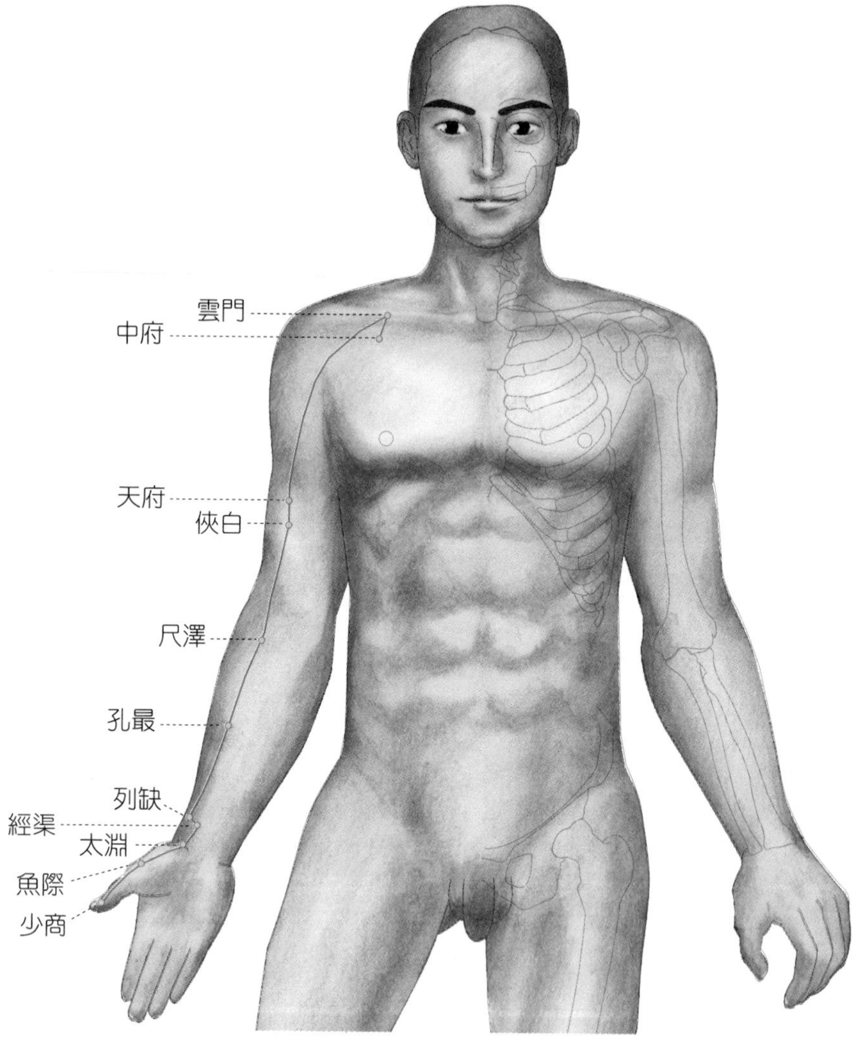


**圖37：**肺經起始於肩部的府中穴，到姆指的少商穴。

# 中暑

有時候中暑的症狀很像感冒，也會出現打噴嚏、流鼻水和頭痛。許多人在夏天打高爾夫球，常常在打完球後一、兩天就出現感冒的症狀，我們戲稱是「高爾夫球症候群」。這些人在打完球之後，進入溫度調得很低的空調休憩區，環境冷熱的迅速變化，導致心臟的熱散不出去，造成了中暑的結果，傷害了心臟。在夏天運動之後喝冰水也會造成類似的傷害。

當身體運動之後，心臟由於高負荷而需要不斷的散熱，因此，身體會透過大量的流汗把熱量排出去。當過熱的心臟溫度降低回到常態之後，流汗才會慢慢停止，如「圖三十八」。在這個過程中身體有一個自動控制的體系，可以從各個部位感知熱是不是散了，也就是感知身體是不是變涼了。此時如果喝幾口冰飲料，或進入低溫的冷氣房，或用冷水沖洗體表的皮膚，會在口腔或皮膚瞬間造成強烈的冰涼感，這種冰涼感會很快傳到大腦，使大腦產生身體已經變涼的判斷，隨即停止散熱的工作。大多數人都有這樣的經驗，滿頭大汗時喝了冰水，汗很快就止了，就是這個道理，如「圖三十九」。

但是這些冰涼感來自口腔和皮膚，心臟周圍仍處於高熱之中。也就是大腦被口腔和皮膚的冰涼感給誤導了，以為全身都涼了，因而終止了散熱的程式。實際上，這時心臟仍處於高溫之中，心臟表面的肌肉很可能會由於過熱而造成了損害，形成了心肌炎，嚴重時會立即暈倒，輕則出現中暑的症狀。

中國人傳統認為冰水對健康是很不好的，特別是在運動過後全身發熱時，如果喝了冰水很容易造成心臟的傷害。心臟受損必定使其功能受到影響，造成血液循環以及全身各個組織的機能和新陳代謝變差，自然形成了肥胖。

有一次我把這種觀點和一位美國朋友分享，他的反應讓我極為驚訝，他認為冰水的熱量很低，不可能會讓身體發胖。他的想法代表了西醫的普遍概念，從化學的觀點，把人體當成一個單純的機體，吃進去多少熱量的食物，扣除身體的消耗，剩下來就是多餘的熱量，也就成了肥胖的來源。

而中醫把身體當成一個有生命的機體，具備高智慧的自動控制體系。冰水進入身體之後，中醫的想法就不會像西醫那麼單純，除了化學的因素之

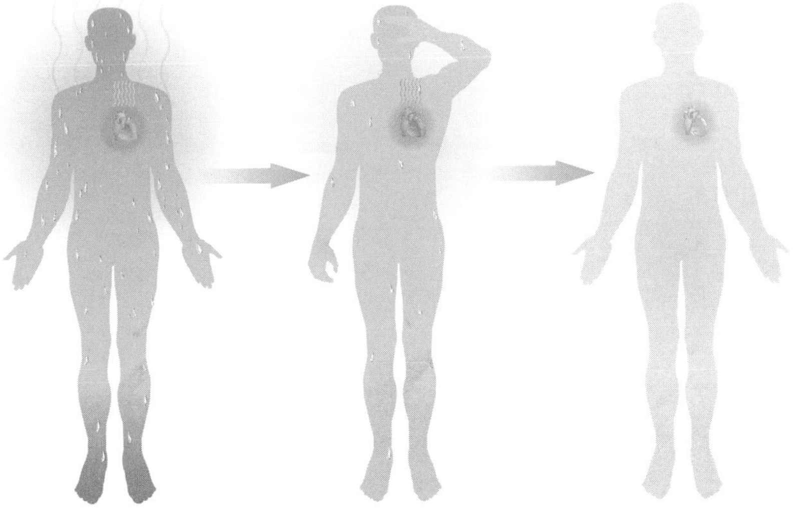

**圖38：**運動後身體和心臟都呈現高溫，經過逐漸冷卻之後，身體和心臟都慢慢回到正常的溫度。

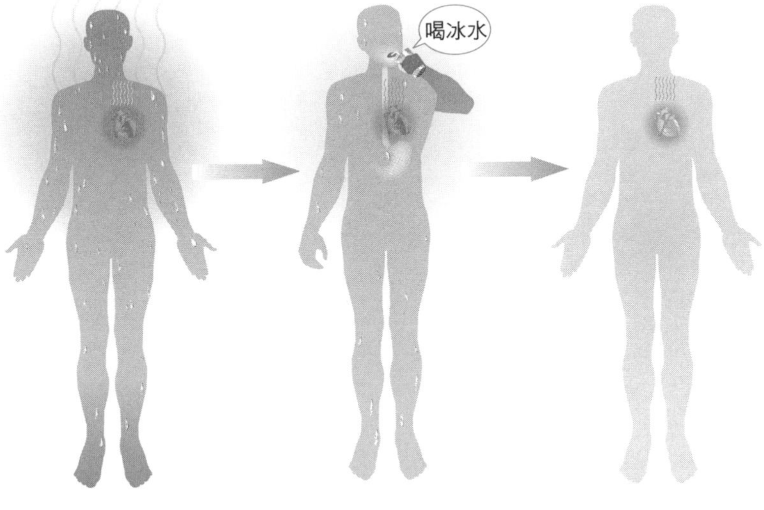


**圖39：**運動後心臟呈現過熱的狀態，需要不斷的散熱。這時如果喝冰飲料，會使身體局部呈現低溫的狀態，造成大腦錯誤的判斷，以為身體已經變涼了，因而，終止了心臟的散熱工作，使心臟因過熱而造成損傷。

外，還必需從物理學和自動控制學來思考。

肥胖已經成為美國醫學和社會上的大問題，去過美國的人都知道，大多數的美國人，整天喝的都是冰箱裡的飲料，就算運動後滿頭大汗，也一樣拿起冰水大口大口的灌。很可能他們喝冰水的習慣才是肥胖的真正原因。

十九世紀是化學的時代，二十世紀是物理學的時代，我想二十一世紀應該是系統學的時代。也許等哪一天物理學中最基本的檢測指標「比重」，進入體檢的項目時，醫學體系才能算是真正進入物理學的時代。等到西方醫學開始思考各個器官之間的關係時，建構人體的完整系統模型，才算進入了二十一世紀，我們仍需要耐心的等待。

## 實例

一個朋友才三十四歲，就得了心肌梗塞，我和他一起回憶從小到大的病史，找到了一個可能的病因。他在高中時很喜歡打網球，有一次打了網球之後，在很熱的情形下喝了一罐冰飲料，才喝兩口就當場暈倒送醫急救。從那次暈倒之後的第二年開始，每到夏天早晨他都很不容易起床，而且起床之後都很累，總有愈睡愈累的感覺。這些是身體修復曾經受損心臟的症狀。很可能那杯冰飲料，是他後來得了心肌梗塞的罪魁禍首。

# 胃或十二指腸潰瘍的反應

曾經患過胃或十二指腸潰瘍的人，在調養血氣時，經常會出現胃部脹氣、悶痛、嘔吐、口臭、上牙齦疼痛等症狀。這主要是潰瘍會在胃的表面留下長期難以癒合的傷口。

胃或十二指腸潰瘍的患者，當發病時，鼻翼兩側會出現紅暈。這種紅暈很像感冒打噴嚏後鼻翼發紅，如果紅暈的色澤很深，範圍也較大，就有胃出血的可能。通常這種患者，只要工作壓力大或生氣，整個鼻子和鼻翼都會比周圍紅，如果鼻翼出現特別紅的狀況，就是中醫所說「胃火盛」的現象，胃裡面大概就已潰瘍得很嚴重了。等過一段時間，壓力去除了，鮮紅退去，鼻翼便又呈現出較周圍暗沉的顏色。這時雖然不再有胃部不適的症狀，但是胃裡潰瘍的傷口並沒有完全康復，就像在鼻翼留下的暗沉一樣，留下了受傷的痕跡。等身體有多餘的能力時，就會重整這些舊傷，再出現另一種胃部的不適。

建議有潰瘍病史的患者，每天照鏡子時，應該特別注意鼻子及其周圍的色澤變化。當這些部位呈現出偏紅的色澤時，就是身體已經承受過大壓力的警訊。這時就需要做適當的調整，以減輕壓力或釋放悶悶不樂的情緒。

由於潰瘍的患者，多半在性格上是屬於追求完美並且思慮較多的人，所謂「思傷脾」，是脾胃疾病患者的典型性格。當調養過程造成他們胃部出現新的不適時，這種多慮性格的人，多半會懷疑是調養的方式所造成的，便會立即停止繼續嘗試，因而錯失調養的機會。當然這也和大多數人「不舒服就是生病」的傳統認知有密切關係。

當身體開始修復潰瘍的傷口時，輕微的症狀會出現脹氣、悶痛，而嚴重的症狀會出現嘔吐。通常嘔吐會出現在使用某種保健食品的調養過程中。例如，強力的抗氧化劑能迅速啟動潰瘍傷口的修復工作，但是使用的劑量稍大時，很可能立即引發嘔吐。這時應該暫時停用這種產品，休息一至兩周後，再從很小的劑量開始使用，等胃部適應了，再逐步加大劑量。

有時在修復潰瘍的過程中，也會出現口臭，屬於「胃火過盛」的症狀。有些人會有經常性的口臭，實際上是長期處於壓力或情緒因素造成胃或十二指腸的潰瘍，而身體的能力又不算太差，所以能經常進行修復的工作。因此，身體處於損傷和修復之間的不斷循環，於是形成了經常性的口臭。只有去除壓力或改善性格，不再創造新的潰瘍，讓身體不再需要進行修復工作，這種口臭才會消失。

# 排除體內化學物質的反應

在調養的過程中，常常皮膚上會出現紅疹，因此很容易就被診斷為蕁痲疹或皮膚過敏。但在我們的經驗裡，多數這一類的紅疹，可能是體內化學毒素的排泄。許多長期服藥過多的人，在調養了一段時間之後，身體血氣上升，就出現皮膚上的紅疹或很癢。這時最好的策略就是在皮膚上塗沫可以止癢的蘆薈水，忍耐幾天讓其自然消失。這種紅疹有時會大量出現在背後的膀胱經（見一百四十頁），膀胱經是身體所有經絡的排泄通道，各個臟腑的垃圾最終都可能從這條經絡中排出。

一個長期夜間工作的朋友，由於經常頭疼而習慣服用止痛劑。在調養了幾個月之後，有一天他的背後出現許多很癢的紅疹，把衣服拉開之後，他的背部呈現一片片深淺不一的紅疹。仔細觀察可以看出，紅疹呈現得位置非常規律，和體內的臟腑相對應，就像體內臟腑在背部的投影似的，可以明顯的看到肺部和腎臟的形狀。

自然界的礦物分為有機礦物和無機礦物兩種，在性質上是完全不同的。無機礦物是自然界原始存在的東西。有機礦物則是植物從土壤中吸收了無機礦物後，在植物體內合成的。

我們平時餐桌上吃的都是動物或植物性的食物，除了鹽和水之外，只有很少量混在水或其他食物中的無機礦物。素食的動物主要是從植物身上吸收有機礦物，葷食的動物則是從其他動物身上吸收有機礦物。人類也是一樣只能吸收除了鹽和水之外的有機礦物，沒有能力吸收大量的無機礦物。但是我們在生病時卻吃了大量無機礦物所製造的西藥，這在邏輯上是說不通的。

目前大多數的止痛劑能夠對付身上各種疼痛，這些藥物吃進身體時會平均分布在各個內臟裡。幾乎所有的止痛藥都是化學合成的無機礦物製品，身體是很難處理的。且大多數人生病時身體的能力都是比較差的狀態，吃進去的止痛藥進入了臟腑之後，就停留在臟腑中。當他改正夜間工作的習慣後，血氣逐漸上升，身體有了足夠的能量，就得開始把那些積存在臟腑中的化學物質排出來。

通常臟腑中的垃圾，必需經過肝和腎的處理和過濾後再排出體外。對於身體而言，這些化學合成的物質是身體無法處理的毒素，為了避免對肝或腎造成傷害，身體會選擇從皮膚將之排出，因為這樣的途徑最短，對身體可能造成的傷害最少。

這樣的推理邏輯，應可以完全解釋這個朋友背部紅疹的現象，後來有幾個動了腹腔手術的朋友，也在調養了一段時間之後，手臂上冒出了紅疹，長紅疹的部位都是三焦經的範圍。三焦即是身體的胸腹腔。在做胸腹腔的手術時，可能會在胸腹腔中殘留消毒的化學藥劑。手術之後經過調養，身體有能力時，便將這些化學藥品循著經絡排到手臂的皮膚上，如「圖四十」。

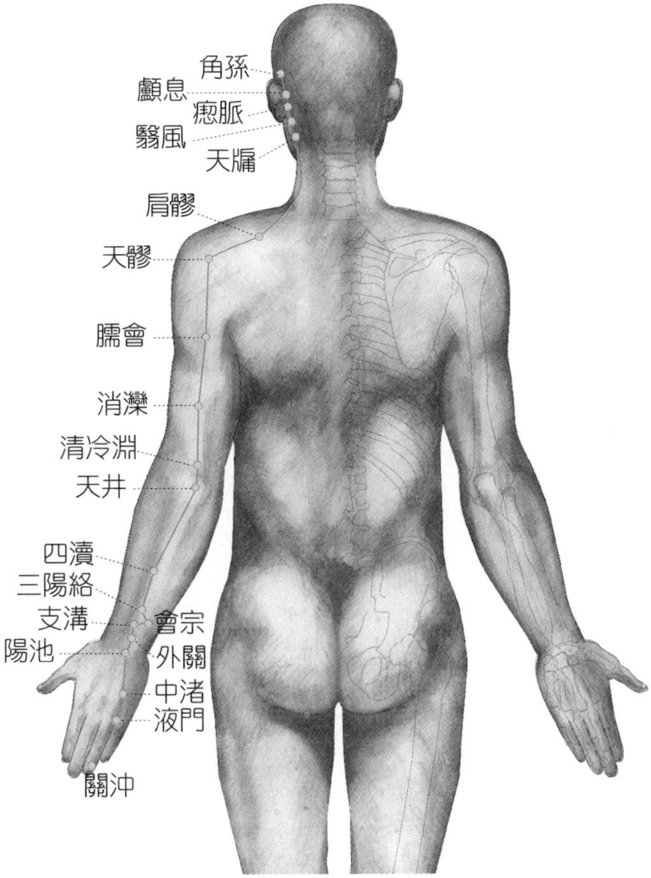


**圖40：**在胸腹腔手術後，調養得當，會在手臂三焦經的部位出現紅疹的排藥反應。

這種紅疹通常在一至兩週內會自行消失，即便是整個背部長滿了紅疹的朋友，也在兩週後症狀就會完全消失。明白了這些紅疹的原因之後，當朋友出現類似的症狀時，就建議他們擦可以止癢的蘆薈水，緩解症狀就好。

看過幾個朋友的排藥反應之後，明白只要身體有足夠的血氣，就有能力把西藥排出，讓我對於西藥的排斥反而減低了。例如，我做牙科手術時，仍然會依照醫師的指示使用必要的抗生素和止痛劑。但是手術之後，一定在家好好休息，讓身體處於較好的狀況，把殘留的西藥排出去。

有時候身體正在排寒氣，症狀很嚴重，可是遇上原先排好的重要行程。我也會利用西藥暫時把症狀壓制下去，等事情過了，在家好好休息幾天，讓身體再度啟動排除寒氣的工作，把寒氣排淨。

# 大小腸修復的反應

小腸的長度大約三至四公尺，大腸也有一點五公尺，都是很長的器官。大、小腸是人體最容易孳生細菌的器官，細菌在腸道內除了利用食物的殘渣生存之外，還會對腸壁造成傷害。同時，大多數人的腸道內都會積存大量的宿便，因而形成大腹便便的現象。

當身體的血氣上升時，便會啟動大小腸的修復，這時會出現腹部脹氣、便血、排出黑色大便、臉上和上手臂會長粉刺、也可能使小臂和小腿前側出現類似異位性皮膚炎的症狀，如果本來有硬皮症的人，會在硬皮的部位出現非常癢的症狀。當身體修復大腸時，嘴唇上便經常會出現類似脫皮的白色痕跡。

在修復小腸時，有時會出現嚴重的暈眩（天旋地轉），主要是因為修復的工作使得耳前的聽宮穴（小腸經）異常腫脹，擠壓了耳內的平衡系統所致。這時最好能立即臥床並閉眼靜養，大約兩三小時，等到穴位的腫脹平復，症狀自然消失。

但這種情形會反覆出現。因為身體修復不同區域的小腸，會反應在小腸經不同的穴位。因此，身體再次修復同樣對應於聽宮穴區域的小腸時，還是會出現暈眩的症狀。直到那段小腸完全修復為止。

小腸和心臟互為表裡，小腸的真正問題在心臟。心臟的修復是件很麻煩的事，需要長時間養足血氣。建議選擇一個夏天，完全停止工作，讓身體充分的睡眠，才有足夠的能力和時間處理好心臟的問題。心臟的問題去除了，小腸的問題才會慢慢消失。

一個朋友長期有這種暈眩的毛病，主要是他的生活勞逸不均，總是忙一陣，休息一陣。每次短暫的休息，身體無法產生足夠的血氣能量，啟動修復心臟的機制。

一個香港朋友年逾八十的母親，在冬天反覆出現了暈眩，看了醫生沒有效果，寫信問我處理的方法。小腸的修復應該在夏天（小腸和心臟屬火，多半在夏天修復），冬天身體大量的血氣耗費在保溫上，不應該會出現這種問題。而發病時正好是寒流來襲，氣溫突然下降的時候。在這種情形大多數人都會出現腎氣突然下降的現象，我判斷老人家可能因為腎氣太弱使心火相對顯得太高，才會引起小腸的躁動。因此，建議朋友按摩她母親腎經的復溜、太溪和湧泉三個穴位，如「圖四十一」。沒幾天就收到朋友的來信說，症狀完全消失了。

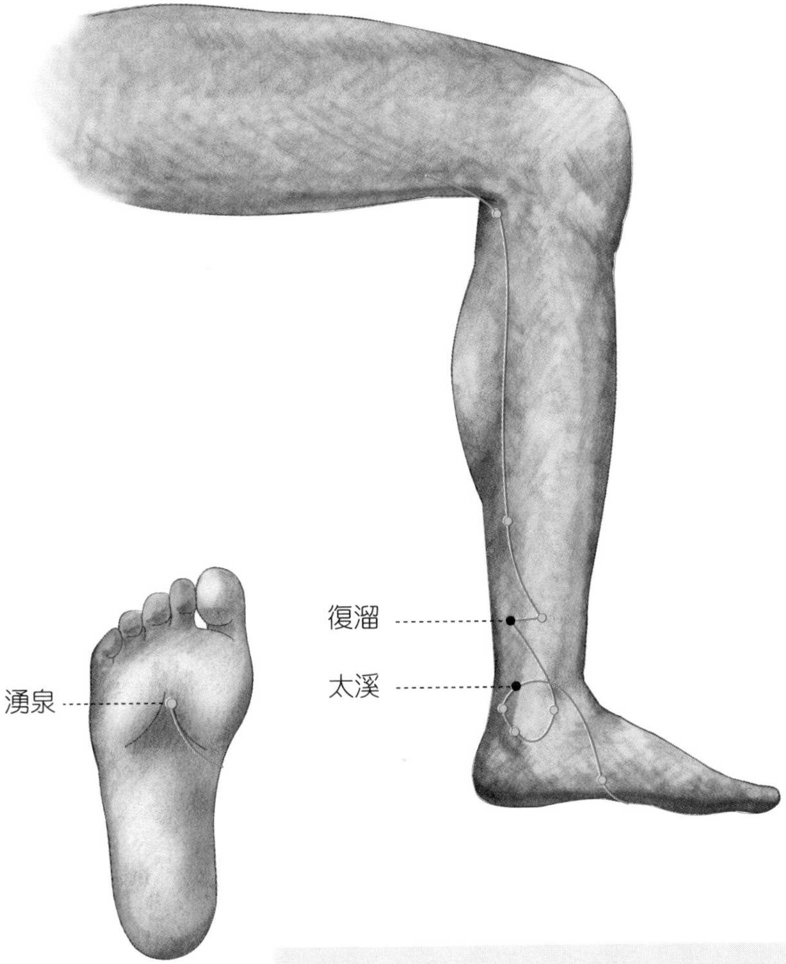


**圖41：**腎經的復溜、太溪和湧泉三個穴位，是提升腎氣很有效的穴位組。

Q

二〇〇七年十二月三十日，May的來信：

母親前兩天不知是否因修復小腸，早上三、四點時，起來就覺得暈眩，張開眼睛，便覺天旋地轉，又感到嘔吐，以前從來沒有這種情形。由於她半夜勉強起床，所以現在即使扎了針，稍為好了一點，仍覺很眩，到醫院檢查，所有指標都沒有問題，我剛看過您寫的一篇有關暈眩的文章，心裡稍為安心。類似這個情況，是否過兩三天會自然好，以後修復小腸的話，也會再重複，那可有症候可以事先覺察得到？

A

二〇〇七年十二月三十一日，吳清忠回覆：

暈眩應該是小腸引起的，這種情形只是耳前小腸經聽宮穴的經絡腫脹，是物理性的問題，不是器質性的病變。由於症狀很特別，很容易造成心理的緊張。因此，請先不要太擔心，應該過幾天就會停止了。這種情形很難預料什麼時候會再出現，每次出現儘量臥床不動，不張眼睛，三、四小時後自然會消失。

這種修復的工作，由於主流醫學完全否認這種可能性，也很少人做這方面的研究，幾乎是一片空白的領域。因此，很難預料身體會做哪些事，出現哪些症狀，這是比較困擾的地方。

二〇〇七年十二月三十日，May的來信：

母親的情況，的確是這樣，不能張眼睛，連頭也不可以隨便轉動，否則暈眩會更劇烈，又作嘔。聽到您這樣說，我也放心多了。

照道理，冬天的氣血，多用作內臟的保暖，如果這個時間修復小腸（其實有沒有可能是代表修復心臟？），那母親的氣血，表示會比較充足嗎？

二〇〇八年元月一日，吳清忠回覆：

冬天身體沒有能力從事心臟的修復，老人家的血氣更不可能那麼高。可能是由於這幾天的寒流，氣溫突然下降使腎氣太低。「腎屬水，心屬火」，腎氣下降，相對的會使心火呈現過盛的現象。而心和小腸互為表裡，心火會使小腸呈現異常躁動，因而產生這個症狀。可以透過按摩復溜、太溪和湧泉等腎經的穴位，並且加強家中的保暖，提升腎氣。這個季節應該不會修復心臟或小腸，虛火引起的可能性會更大一些。

二〇〇八年元月九日，May的來信：

果然按摩母親腎經（復溜，太溪，湧泉）後，暈眩的情況好得比較全面，我想每逢氣溫突然下降時，按摩腎經是可以預防的。

前面QA的例子，說明在中醫理論中，氣候是一個非常重要的因素，當氣溫出現大幅變化所出現的各種症狀，大部分都是氣溫變化所引起的。這時就要依著春天和肝有關、夏天和心有關、仲夏和脾有關、秋天和肺有關、冬天和腎有關的邏輯思考。這也說明了中醫的診斷，需要透過一層一層的推理，找到真正的病因。通常只要找到病因治療就變得很簡單了。

身體修復大小腸時，在修復的部位可以摸到明顯的血脈跳動。當患者平躺在床上，用手按壓腹部，就可以摸到跳動的部位。在腹部外側周圍是大腸的修復，在肚臍周圍則是小腸的修復。跳動的愈猛烈，說明身體修復的力度愈大。這種血脈跳動，說明在那個部位集中了大量的血液進行修復工作。

# 病由心生

現代醫學有生理學和心理學之分，生理學又分成許多學科，如內科、外科、心臟科、腸胃科、泌尿科……。因此醫生之中也有生理醫生和心理醫生之分，而生理醫生又分成內科醫生、外科醫生……等，各科只管本科的疾病，稱之為專科醫師。例如，心臟科醫生不管腸胃科的疾病。

但中醫理論不但生理方面不分科，在心理和生理也是一體的，它們是互相影響而且不能分家的。

肝主怒、心主喜、脾主思、肺主悲、腎主恐。這是中醫對五種主要情緒和五臟之間的關係陳述。也就是說怒傷肝、喜傷心、思傷脾、悲傷肺、恐傷腎。而怒傷肝，肝傷了人更容易怒。所以多數情緒都很容易進入這種惡性循環圈裡。

開始時可能偶而發怒，但隨著「怒傷肝」肝火愈傷愈旺後，發怒的頻率也就愈來愈高，本來一星期一次，慢慢的進展到兩三天一次，最終演變成每天發怒，甚至經常處於怒氣充盈的狀態。這樣的人無時不刻不在「傷肝」，這時罹患肝癌的機會就很大了。實際上，怒和急都會傷肝，肝癌的人不是很容易發怒，就是性子很急。

脾主思，思的情緒就是我們常說的鑽牛角尖，而且還時時記掛著不愉快的事。開始時只是略有這種傾向，偶而鑽牛角尖、生悶氣。隨著時間的推移，情況愈來愈嚴重。最終發展成天天甚至時時都在鑽牛角尖、生悶氣，這時就有很高的機會演變成胃癌。

每一種情緒都會發展成這種惡性的循環圈，而形成一個人強烈的情緒特徵，俗稱為「習性」。大多數重病症患者，都有很重的特定習性，就算找到了正確的生理調養方法，也只能略為提升人體的能量，其功效難以和特定習性所造成的傷害相抗衡。

情緒所造成內臟的傷害，在相當長的時間裡，身體並不會有不適的感覺，只會在氣色或外觀上有些微的變化。情緒上的變化，由於是漸進式的，自己和周圍的人不太容易發現。現有的健康檢查手段，並不檢查這種性格上的問題。所以情緒所造成的生理傷害，通常都必需到非常嚴重時才會被檢查出來。

身體在很長的時間裡，會不斷的在調養和情緒傷害之間，所形成的拉鋸戰中度過，除非患者改變了習性，減少生氣的頻率，否則再好的調養手段都會註定失敗的命運。幾乎所有的慢性病都是如此，患者必定在生活中執著於某種特定的習性，不斷的在身體同一個臟腑造成傷害而不自知。

一個朋友她的婚姻不幸福，但因為她全心愛著丈夫，愛到完全沒有自我的程度。就算她的丈夫始終外遇不斷，她仍然全心的愛著丈夫。當她談到這裡，我腦中浮現出「這個人大概得了子宮方面的疾病」，但不好意思直接說出來，只是問她得了什麼病？她說得了癌症，我立刻又問她，是不是子宮癌，果然猜對了。從性格推斷疾病，大多數都很準確。

長期觀察各種慢性病患者，發現幾乎每一種病人都有一定的性格傾向，可以說「什麼樣的性格生什麼樣的病」。在這個例子裡，一個完全忽略了自我的人，最可能得的重病是大腸癌和子宮癌。她最大的憤怒來源是她的性伴侶，生病的部位就會在和性有關的生殖器官上。因此，我排除大腸癌直接推斷到子宮癌。

佛經裡說：這個世界由心所造。這句話用在慢性病上確實如此，大多數的慢性病都和情緒有密切的關係，都是自己的心創造出來的。

## 生氣的機制

生氣的機制——生氣是許多人創造疾病的另一種方式。

從中醫的概念，人體的各種情緒都是從心所發出的，怒氣也不例外。「圖四十二」怒氣產生的負能量會從「心」經由相剋的途徑，往其他臟腑發展。「心屬火，肺屬金，火剋金」。怒氣的負能量會從心轉到肺，如果停留在肺，將會造成嚴重的肺積水，很容易致命。在重症病房裡，常常有患者一生氣，第二天就由於嚴重的肺積水而造成心肺衰竭，導致死亡。這種情形很可能是怒氣的負能量無法轉移至肝臟，而直接由肺來承受，才造成肺積水。也就是這種情形的患者，很可能是被氣死的。當家中有重病患者時，家屬應明瞭患者的憤怒是具有致命的危險，應該極力避免。

在正常的情形下，如果血氣能量充裕，身體會將負能量進一步往下一個臟腑轉移。「肺屬金，肝屬木，金剋木」，怒氣的負能量會循著相剋的途徑轉移到肝臟，肝臟是人體再生能力最強的器官，足以承受怒氣的負能量所造成的傷害。因此，當怒氣發作時，肝就成為最終負能量著落的器官。

有些人的怒氣並不會發作，而是隱忍下來，也就是生悶氣，這時怒氣的負能量又會循著相剋的邏輯往下一個臟腑轉移。「肝屬木，脾屬土，木剋土」。隱忍的怒氣會進一步轉移到脾胃，這時有兩種可能的發展方向。

血氣能量很充足的人，會由脾臟承受怒氣的負能量，使人體產生許多白血球。

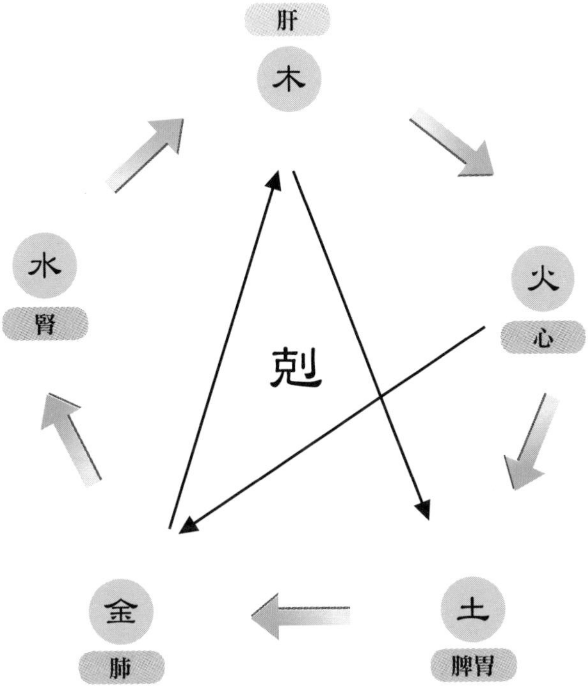


**圖42：**生氣產生的負能量，依著不同的生氣模式，造成不同器官的傷害。

過多的白血球會攻擊本來就存在於腸胃的細菌，造成高燒不退。如果血氣很高，則可能突然間增加數萬至數十萬白血球。許多被醫生判定為白血球過多症的人，可能只是生了悶氣而已。從中醫的血氣能量觀點，血氣不夠高的人，沒有能力在短期間產生大量的白血球。大多數這種疾病都出現在本來身體非常強健的年輕人，或血氣很高的兒童，說明這種推論的可能性。

這種隱忍怒氣的行為，對於血氣不太高的人，脾臟沒有能力承受，轉而由相應的腑（胃）來承受，這時就很容易形成胃或十二指腸潰瘍。一如所有的情緒都會進入不斷惡化的惡性循環，這種隱忍怒氣的行為逐漸成為習慣之後，最終就很容易演變成胃癌。大多數的胃癌患者，其性格上的特徵就是經常生悶氣，而且久久不能忘懷。

另有一種怒氣，既不發作，也不隱忍，而是忽略。在怒氣從心轉到肺之後即消失了。這些怒氣於是由與肺相應的大腸所吸收，這種情形則很容易形成便秘。

癌症患者的調養，常常無法克服的問題，就是如何改正患者的這種習性。生理上的治療，主要是為了爭取足夠的時間讓患者有機會改正習性。

## 如何減少怒氣的傷害

生氣發作了傷肝，隱忍了傷脾胃，忽略了傷大腸，血氣太低時還會造成致命的肺積水。似乎只要怒氣產生了，就無從避免對身體的傷害。可是人總有七情六慾，不可能不生氣。所以，最好我們能瞭解自己生氣的模式，這樣就能找出減少生氣傷害的方法。

想像我們胸中有許多怒氣的小瓶子，每一個瓶子對應著我們周圍的一個人，我們經常生氣的對象，多數是和自己非常親近的人。當我們對某一個人有什麼不滿意，可是又不好意思明說時，就把這點不滿意放進對應這個人的瓶子裏。今天放一點，明天又放一點，有一天瓶子放滿了，又出現了一件不滿意的小事，可是瓶子已經滿了。這時你的情緒已經到了「忍無可忍」的地步，於是怒氣就發作了。這時不是只把最後的那點不滿發作出來，而是把長期點點滴滴放進瓶子裏的怒氣，一鼓腦的全倒了出來。對方這時常常會出現一臉茫然，心想：「又沒什麼大不了的事，以前這種事又不是沒出現過，怎麼這次生這麼大的氣」。我們自己則常常在脾氣發作到一半時，已經不記得今天生氣的真正原因，而只覺得這個人太可惡了。

這是大多數人生氣的模式，多數情形怒氣的發作都是這種「零存整付」的模式。中國人的儒家思想，教導人們溫、良、恭、儉、讓的美德，忍讓成為美德的一種。人和人相處，總會發生摩擦，大多數的中國人從小就被教導要把許多小的不滿隱藏起來，「這怎麼好意思說，算了！」這是許多人經常在心裏嘀咕的。

其實許多小不滿，只要適當的溝通，最多小吵兩句，就能化解。這種小吵的爭執，對肝的傷害會比真正的大怒小得多。而充分的溝通，就會把瓶子裏的小小不滿倒掉。學習不再累積不滿，是避免生氣造成傷害的最好方法。

工作場所和家庭是大多數人最容易產生怒氣的地方，這兩個地方的對象都是非常熟悉和親近的人，最好大家事先溝通好，有小事就直說，建立健康的溝通環境。夫妻之間，更要建立好「床頭吵、床尾合」的默契，才能讓大家都能減少許多怒氣的傷害。

當無法避免的怒氣出現後，無論是發作或隱忍、忽略，肝火都會上升，這時最好能及時的按摩肝經的太沖穴和背後膀胱經的肝俞穴，或泡泡熱水腳，疏泄肝氣。經常發怒的人，則最好天天做這些保養的工作，避免肝火的上升，不但能降低怒氣的傷害，更能減少怒氣出現的頻率。

## 便秘的性格

便秘是現代人常見的疾病，現代醫學把它歸類為生理疾病。在觀察了許多便秘患者後，發現便秘也和性格有密切的關係。

一個朋友帶她十四歲的女兒來找我，這個女兒長期便秘，總是三、四天至一星期才上一次大號，而且常常要借助甘油的幫助。

我問她母親：「她是不是老么？」

母親：「是啊，這和便秘有關嗎？」

我說：「是的，老么比較容易便秘」。

在臺灣，大多數家庭都只有兩個孩子，其中老么便秘的機率似乎比老大來得高，每次我這麼猜很少出錯。雖然老么常常是家裡最受寵愛的孩子，但也是家裡意見最不受重視的孩子。大多數情形是老么表達意見時，父母和兄長都會為他的童言童語而覺得可愛，卻不會認真的聽他究竟說些什麼，總認為他不懂事，他的話一定不重要。

可是這樣對老么幼小的心靈而言，只會覺得他自己真正想表達時，都沒人聽。反而是說了某些話，卻會引來大家開心大笑，在這樣的環境下，變相的鼓勵他經常講些大家會笑的話語。慢慢的瞭解了家人想聽的是什麼，就儘量的講些別人想聽的話。久而久之，他就不再表達自己的意見了，特別是不滿的意見更不會輕易說出來，因此情緒上的垃圾就開始在心裡累積。心理上的垃圾不能排除，生理上的垃圾排泄也會跟著出問題。這樣的性格，我稱之為便秘的性格，心理上的便秘性格，會引發生理上的便秘。

我繼續問母親：「她是不是很少表達自己的意見？」

母親：「才不會呢，她是家裡最多話的一個。」

我說：「我們試一下吧。」

轉頭問孩子：「妳覺得便秘好不好？」

孩子看著母親回答：「還好啊！」

我說：「妳想不想改善目前的便秘問題？」

孩子還是看著母親回答：「都可以呀！」

我說：「妳不覺得目前的便秘對健康不好嗎？」

孩子：「還好啦！」

母親這時臉上才露出驚訝的表情，她總算明白為什麼我說她的孩子不願表達意見，孩子的多話並不表示她表達了自己的意見。這種模稜兩可的回答，主要是母親沒有給她暗示。長期以來，她總是回答母親期待的答案，今天母親沒有意見，她只好小心的回答。察言觀色是這一類孩子的專長，是他們討得家人歡心的法寶。所以當一些聰明的孩子，很懂得察言觀色時，父母就要小心了，很可能他的便秘性格已經形成，且已經開始隱藏自己的想法。

這種便秘的性格，往往在幼年時就形成了，當孩子長期無法表達負面的情緒時，為了生存，會發展出忽略這些負面情緒的逃避型性格。這種性格最終會發展成對自己的健康漠不關心，生病時除非父母強烈要求，不會自己求醫診治。即便生了病需要治療，也不是為了使自己恢復健康，而是為了滿足周圍親人的要求。這樣的病人最大的麻煩是當其生命受到疾病威脅時，根本沒有絲毫的求生意志。當病人沒有求生意志時，再好的醫療技術也很難發揮作用。

這樣的性格在幼年成形，長大之後就很難改正，使得這種便秘的治療變得非常困難。除了必需從生理治療著手之外，還要做心理的治療，從糾正孩子模稜兩可回答問題的方式開始，同時鼓勵孩子表達自己的意見。最好在孩子很小的時候，就要對待他像個成人一樣，認真的聽孩子每次的說話，並給予正面的回應和鼓勵。

家中除了老么特別容易有便秘的性格之外，有時老大也很容易有便秘的性格，這種情形多半會出現在父母非常強勢的家庭，雖然在家排行老大，一樣沒有表達的機會。有一個孩子有嚴重的便秘，原來是他的母親很強勢，總是要求孩子依著自己的想法做事。還有一次遇到一個父母早逝的孤兒，由姑姑帶大。姑姑忙於工作，在孩子成長的過程，很少有對象可以表達心裡的想法，長時間累積的結果，就形成了嚴重的便秘。

雖然家中的老么是比較容易形成便秘的性格，但是孩子成長的過程中，如果經常處於表達壓抑的狀況，無論他身處家中哪一個排行，都有機會形成便秘的性格。而且這些性格的養成往往在兩三歲或更早之前。因此，為人父母者不可不謹慎。

有些工作環境也會創造出便秘的問題。一個做了十幾年祕書的朋友。由於老闆很強勢，她面對老闆時經常只有聽的分。還好老闆常常出國，只要老闆在辦公室多待幾天，她就感覺有壓力而開始便秘。老闆一出國，大便就特別順暢。祕書和老闆在表達上是不平等的，祕書只能聽命行事，沒有抱怨的權力。

## 頭髮掉光了，怎麼辦？

一個朋友得了一種怪病來找我，十天之內滿頭的頭髮快掉光了。到醫院去，醫生告訴她是情緒上受了嚴重的打擊。但是她始終找不到情緒上的問題。

我看她的鼻翼兩側有點泛紅，再三確認她沒有感冒、打噴嚏，那應該是十二指腸或胃潰瘍的症候。也說明她正在生悶氣，而且這種悶氣不是來自她先生，或和她感情有關的人。這是很少見的情形，因為一個四十多歲的女人，生的悶氣多半來自她的另一半。但是這種悶氣不會造成潰瘍，卻會形成乳房的腫塊，嚴重時會轉化成乳癌。只有工作上持續的悶氣或壓力才會造成潰瘍，但是她卻是個不上班的家庭主婦。

我懷著滿心的疑惑問她：「請妳想想，最近一、兩個月來，有沒有哪件事惹妳生很大的悶氣？這件事妳沒有人可以傾訴，也沒有辦法解決，心裡卻始終放不下。而這次的生氣和妳的先生或男女的感情無關。」

她立刻問：「你是如何知道的，確實有一件令我生氣了兩個月的事，那件事也確實和我先生無關。」講到這裡，她的眼淚就掉下來了。

原來她參加社區的活動時，和一起活動的人發生肢體上的衝突。由於事出突然，使她不知如何應付，在衝突中吃了虧，事後又不知如何討回公道。只能離開那個她很喜歡的社團，覺得非常委曲，又因為她先生長期在外地工作，無處申訴。

當醫生問她有沒有情緒上的問題時，她只想到先生或家人，覺得幾個月來都沒有異狀，無論如何都沒想到這件事。她不討回公道實在心有不甘，問我該如何處理。

我建議她有兩個方向可以考慮。第一個是再去和對方理論或打一架，直接討回公道，但這個方法有很大的風險，很可能架吵不贏，再一次受到傷害。第二個方向是用另一個角度看這件事，把這件事做為自己修行中的一個課題，設法改變自己的習性。

我首先請她衡量那次肢體上的衝突，對身體所造成的傷害，和目前掉頭髮的傷害，哪一個比較大？實際上那次的肢體衝突，被對方推了一把，在生理上並沒有實質的傷害，只是在心理上受到重創。但目前她卻被從來沒有出現的掉頭髮給嚇壞了。相較之下當然是現在的傷害比較大，而且大得多。

我告訴她，其實她本來就有生悶氣的習性，這件事只是突顯她的這個習性，應該把握這個機會，正視自己的這個問題。對方既不是親人，也不是必需每天共事的夥伴，在人生的旅程中，對方不過是個不相干的路人甲。那個衝突並沒有造成實質的受傷，也可能在場的人如今都已經忘記了。只剩下她自己還記著，還在生氣，更糟的是還造成掉光頭髮的重大傷害。從這個角度看來，她自己都覺得愚蠢。

我的勸說使她跳出長久以來心理上被困住的窠臼，她回想自己的性格，確實很容易生氣，而且持續很長的時間都無法忘懷。但是從來沒想到生氣會對自己造成這麼大的傷害。經那次的衝突，像個照妖鏡一樣，使她看到自己從來沒看到的缺點。並且再經過這次的傾訴，將長久鬱積在心裡的委曲和怒氣慢慢消化，鼻翼兩側的泛紅也退去了不少。

過了半年，當我再一次遇見這個朋友，她的頭髮已經長出來了。這半年來她經常反省和檢討自己的人生態度，回顧自己生悶氣的習性，潛心修正自己待人處世的心境。同時也注意調養生理和作息，所以身體整體的狀況更比以前更加年輕，連本來困擾多年的皮膚問題，也一併改善許多。

這次的掉髮危機成了她人生反敗為勝的重要轉機，這個疾病衝擊完成了它的真正任務。在生命中出現的疾病，不一定是完全負面的意義，如果正確的面對，常常可以成為人生修行中，非常重要的轉變機會，就看我們如何面對。

在這個例子裡，說明運用中醫望診和情緒理論能夠對疾病做出精確的判斷。找到正確的病因，有時，不需要任何藥物就能去除疾病。病理的分析才是中醫最重要的精華。

## 乳癌

常常聽到朋友或社會上的名人因罹患乳癌辭世的消息，總是讓人感到震驚和婉惜。有許多患者在發病之前，旁人都以為她們生活美滿，直到罹患乳癌才暴露出她們婚姻生活不快樂的真相。

大多數乳癌患者是夫妻之間較弱勢的一方，在彼此的溝通中只有聽的分，很少有表達內心想法的機會，加上夫妻之間存在著難以解決的矛盾，才會成病。外遇是最常見的矛盾，受害的一方多數在很早期即已查覺問題，卻無法求證，更無人可以討論和疏解，因而形成長期的悶氣。

生悶氣對健康有很大的威脅，在工作上的悶氣，會造成胃或十二指腸潰瘍或出血。生「性伴侶」的悶氣，則很容易形成乳房的腫塊，嚴重時就會轉變成乳癌。中醫稱這種情形為「肝氣鬱結」。

如果按摩胃經胸前從氣戶穴到乳中穴的一段，如「圖四十三」，會有疼痛感，就表示已有不少這一類的悶氣積聚在身上了。雖然乳癌多數發生在女人身上，但

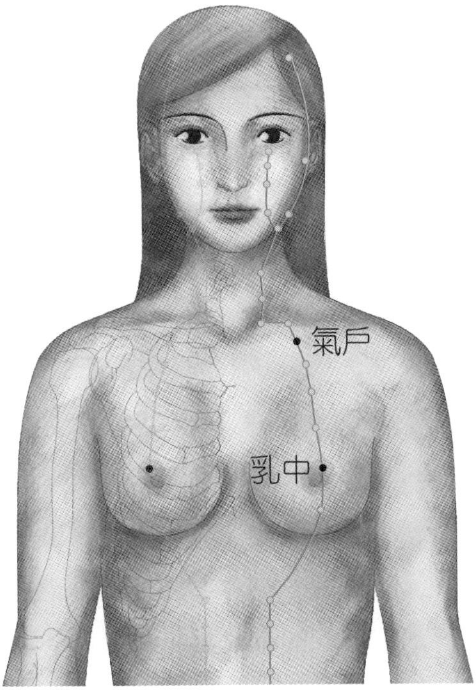


**圖43：**生悶氣傷的是胃的系統，女人生不同對象的悶氣，傷在不同的部位。生性伴侶的悶氣，傷在乳房附近的胃經；無關感情的悶氣，則造成胃潰瘍。

是如果男人生配偶的悶氣時，按摩胸前的胃經，同樣會出現疼痛的感覺。這時就要開始調理，等到演變成乳癌，常常都已經太晚了。

調理的方式以生理和心理雙管齊下。生理方面，調養血氣當然是最基本的。同時要經常按摩肝經的太沖穴和胸前胃經的部分，以及背後膀胱經的肝俞穴，或以熱水泡腳，疏泄肝氣，把生氣所造成生理上的直接傷害減到最低。

心理的問題是疾病最主要的原因，因此，心理的調理是去病的重點，必需從改善夫妻關係開始。特別是男方必需做大幅度的調整，花更多的心思傾聽女方真正的心聲。這種傾聽並不是單純的聽，而是要真正理解女人的心事，做到女方要求的實際改變。

例如，一個忙於事業的男人，自認為全心全力為家庭而忙碌，但其實家中的財富早就足夠，繼續增加的財富多數對家庭不再有太大意義。這時男人的忙碌早就已經不再是為家庭，而是為自己自私的理想而已。

女人的眼裡只有老公和孩子。男人的眼裡卻充滿了全天下的競爭對手，唯獨少了妻子和子女。他把妻子和子女當成自己的耳鼻一般親密而重要，但是卻常常忘了把他們放在眼裡和心裡。許多女人很早就看到了這個問題，但是無論如何都無法讓他的伴侶瞭解。雖然財富充裕，但是精神生活卻極為貧乏。這種情形只有男人能放下對財富和權力的無止境追求，身心都能真正的回到家庭裡，女人才會感覺到她存在的價值。

聰慧的女人很早就知道財富的真義。

沒有錢時，金錢能帶來財富和快樂；

生活無慮時，金錢只能帶來財富；

當錢多到需要專人管理時，金錢便會帶來財富和煩惱。

男人和女人在思想方面是完全不同的，多數女人的靈性遠較男人高，男人的動物性較強。從靈性的角度來看，可以說「男人是介於女人和動物之間的一種動物」。如果一個靈性較其他女性為高的女人和一個動物性較其他男人為強的男人結合，這種結合表面上看是「十足女性化的女人」和「十足陽剛性的男人」的夢幻組合，但卻是最不容易溝通的一種搭配。

女人總是從女人的角度看男人，弄不懂男人為什麼不能理解她。男人則是從男人的角度看女人，根本不明白女人腦子裡想的是什麼。欲解決這個問題，需要兩個人共同努力，女人必需學習從男人的角度看男人，男人也必需學習從女人的角度看女人。而且很可能這門功課，女人和男人永遠都學不到一百分，但是只要雙方都有二十至三十分的進展，溝通就不再會是個問題了。

溝通不良並不代表雙方沒有愛，雙方都知道對方愛自己，自己也愛著對方，但就是氣對方為什麼不理解自己。

## 人可以貌相

大學時期曾經讀過一本西方國家出版有關照片分析的書，知道一個人的左邊與右邊臉形樣貌常常是不同的。當時書中以美國總統尼克森為例，他的左右邊臉形差異很大，幾乎不像是同一個人的臉。分析的結論認為他的心理有很大的問題，行事亦正亦邪、陰晴不定，所以會出現水門案也就不足為奇。

平時我們的臉上有著各種不同的表情，而且講話時會不停的動，許多細微的部分很難觀察。但是攝影可以擷取某一瞬間的形像，定格後的臉比不停運動的臉，能夠透露出更多的訊息。

早些年除非自己有暗房，要做這種照片分析的工作，只能用想的，根本不能動手自己做。現代電腦科技發達，可以將定格的相片進行處理，做更深入的分析和觀察。

第一次使用 Photoshop 軟體時，我就迫不及待的拿張照片進行分析。幾分鐘就可以從一張大頭照，衍生出一張左臉照和一張右臉照來。所謂左臉照，就是利用電腦軟體，切下大頭照的左半邊臉，再利用翻轉的功能，將左半邊臉轉成右臉，貼回原來的照片，則新的照片，左右兩邊都是左半邊臉的影像，稱為左臉照。用同樣的方法，再創造一張右臉照。再把原來的照片放在中間，左右臉的照片放在兩側，就很容易比對出左右臉的差異了。

## 左臉和右臉氣質不同的意義

大多數人左右臉的氣質都會有一些不同，會有一邊較順眼，另一邊較不順眼。我們自己照鏡子或面對別人時，都會選擇性的只看那半張較和善美麗的臉，而看不見另外半張較不順眼的臉。如果差異很大時，最多只會感覺這個人的臉好像不太正，看不出其氣質的差異。而且這種差異通常會隨著年齡的日漸增長而愈來愈明顯。根據多年觀察的經驗，差異愈大的人，其內心世界和外在表現差異就愈大。

這種差異會形成長期的心理壓力，使臉部的左右失去平衡，因為差異的大小和壓力成正比。

根據經驗，大多數男人左邊的臉和女人右邊的臉，都是比較不開心的（也有少數相反）。通常我們只會看到比較順眼的那半張臉，所以我們比較常看到男人右邊的臉和女人左邊的臉，卻很少看到男人的左臉和女人的右臉，所以形成了隱藏著的半張臉。

第一次看到自己左右兩張臉的人，多數都很驚訝自己有半張非常陌生的臉。那張比較順眼的臉，則由於去除了不對稱的一半，顯得好看多了。可是那張不順眼的臉則比原來的臉難看了許多。

我比較喜歡用數位錄影機攝影，讓對方從不笑開始微笑，拍下整個過程，取其將笑未笑瞬間的影像，這樣最能顯現一個人兩種完全不同的氣質。通常在剛開始笑時，不會兩邊的嘴角同時上揚，一定是一邊先朝上，另一邊不動或朝下。如果就取下這樣的影像，做成左右兩張臉，將會出現一張笑臉和一張沒有表情或是哭喪的臉。

如「圖四十四」，左右臉的氣質顯現一個人顯性和隱性的兩種不同性格，可以說一張有是意識的臉，另一張是潛意識的臉。通常自己和旁人都比較熟悉顯性的性格。隱性的性格有時候連自己都不熟悉。左右臉的氣質差異愈大的人，其性格愈不穩定，愈難相處。左右臉相差很大的人，整體而言，其生活過得並不開心，而且差異愈大，愈不開心。

有一個朋友，平時相處很隨和，從外表看起來是一個性格隨和的人，但是經照片分析之後，才發現他隱藏著半張極度精明的臉。原來他外表的瀟灑和隨和不是本性。實際上，他是個斤斤計較的人，是個平常的點點滴滴都會記在心裏的

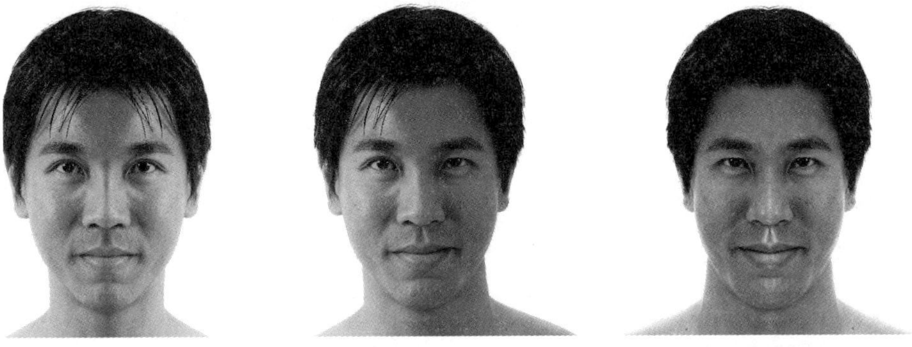

右臉　　原形　　左臉

**圖44：**這張男生的臉，左臉嘴角微揚，呈現笑臉。右臉則無笑意。顯然他的意識控制著左臉，照相時想呈現笑意，卻只能控制左臉嘴角上揚。左臉略有心機，右臉卻很單純而顯得年輕。這個人可能是用心機來裝成熟；或者他很希望自己有點心機，可是他的本性卻很單純。因此，就算有心機，也不深沉。

人，有一天為了一點小事，把所有的帳一鼓腦的發了出來，就翻臉了。

一個同事結婚的前幾天，才把未婚妻的照片讓我分析，那是一張左右臉很不對稱的照片，左右臉兩張照片幾乎看不出是同一個人。由於婚期太近了，我什麼話也不能說，結果婚後這位妻子果然讓這個同事吃盡了苦頭。

通常我們照相時都會有意識的微笑，似乎我們的意識只能控制半張臉，大多數的微笑，都是一邊的嘴角先上揚，隨後另一邊嘴角才被牽動跟著上揚，有時另半邊臉根本笑不出來。因此，顯相的一半多數是笑臉，另一半則會顯出各種不同的表情，有憤怒、憂鬱、悲傷、猶疑等各種負面的表情。研究這些隱藏的表情，可以找出一個人心理的問題，也可以用來衡量一個人心理健康的狀況。

## 修身養性是養生的起點

早期的工程師經驗，讓我習慣從人體設計者的角度來看人體，當學習了愈多的身體相關知識，就愈驚歎於人體設計的完美。但是在學習中醫裡所談到人體情緒的反應時，發現這個部分的設計，和生理上的完美設計就有很大的出入，甚至完全相反，好像是造物者故意留下的不完美部分。

例如「怒傷肝」，肝傷了脾氣會更不好，更容易發怒，這是大多數中國人都理解的常識。可是這樣的生理變化，會讓身體走入了一個惡性的循環圈，肝會因此愈來愈差，脾氣也跟著愈來愈壞。我們環顧身邊的許多老人，脾氣總是隨著年齡的增長而愈來愈壞，愈來愈頑固，最後就出現許多和肝相關的疾病。

所以情緒反應的這種設計和生理方面的設計完全相反。生理上只要出現了一個傷口，身體便會自動修復傷口。可是情緒上如果出現了傷口，身體卻會故意在傷口上撒鹽，這是非常不尋常的現象。

除了「怒傷肝」會造成肝的問題之外，「思傷脾」則是眾多憂鬱症形成的原因之一，同樣的「思傷脾，脾傷了人更容易思」，因為憂鬱症的患者，總是不斷的往牛角尖裏鑽。「悲傷肺」，肺氣虛弱的人也總是特別容易掉眼淚，就像紅樓夢裏的林黛玉似的，林黛玉最終死於肺癆。另外還有「喜傷心」、「恐傷腎」等，只是這些情形不如發怒來的普遍，所以大多數人比較不熟悉這些情緒反應，不過也有類似的惡性循環性質。

完美的情緒設計，應該讓「怒傷肝」，肝傷了，脾氣就會好些，不容易發脾氣，那麼肝就有機會自行修復了。「思傷脾」，脾傷了，就不再那麼容易鑽牛角尖。「悲傷肺」，肺傷了，人應該更開心。如果能這麼設計，那麼這個世界上的病人就會少了很多。也就是如果在情緒上加進和生理自癒能力類似的功能，那麼人體就更完美了。

我相信能力強大的造物者，能夠設計出完美的生理結構，應該也有能力在情緒上做出同等完美的設計。可是為什麼要把情緒設計成這種破壞性的結構呢？讓大多數人都免不了掉入這個陷阱，而陷入無邊的痛苦之中。這種情緒的破壞性設計，不但使情緒很容易陷入難以回復的境地，也帶來眾多疾病的結果，更使完美的生理設計前功盡棄。

在研究人體的設計時，我始終秉持一個基本的概念「人體的設計必定是完美的」。面對人體在情緒方面存在的破壞性設計，我猜想這和人生存在的意義有密切的關係。而這樣的設計，並不是設計者的失誤，應該是蓄意設計成這樣的，唯有如此，才能透露出人類存在於這個世界的主要目的和意義。

當一個人陷入了情緒的惡性循環圈，如果任其自由發展，將使情緒日益惡化，相應器官的問題也日益嚴重，最終成為不治之症。但是，有些人在陷入情緒的惡性循環圈時，能及時醒悟，改正自己的習性，則有機會跳出惡性循環圈。而這有點像現代電子遊戲中的「過關」，有些人能過，有些人過不了。

所以這種破壞性的設計應是一種考驗，考驗每一個人能不能經常回顧自己的行為。生了病有些人會怨天尤人，情緒愈來愈壞，自然掉入惡性循環圈的陷阱之中，而無法自拔。但有些人則相信疾病是自己創造的，一定是自己的行為中有某些問題，懂得自我反省、調整，改變自己的性格、脾氣，因此去除了疾病的原因，自然有機會跳脫悲慘的命運。

中國人講究「修身、養性」，養生必需從這裏做起，沒有良好的心性，就不會有好的健康。所以什麼樣的性格生什麼樣的病。從這個角度來看，疾病是修身養性中非常重要的工具，生了病，才知道原來自己在性格上還有這麼大的缺陷。

慢性病很像佛家所說的業力，是自己創造出來的。就算神佛願意也沒有辦法幫你改變業力。只有自己改變了，業力才會改變，惡業才會消失。世界上沒有任何醫生能夠真的幫病人去除慢性病，所有的慢性病都必需病人自己改變了，才有機會痊癒。

# 第五篇

# 讀者的互動



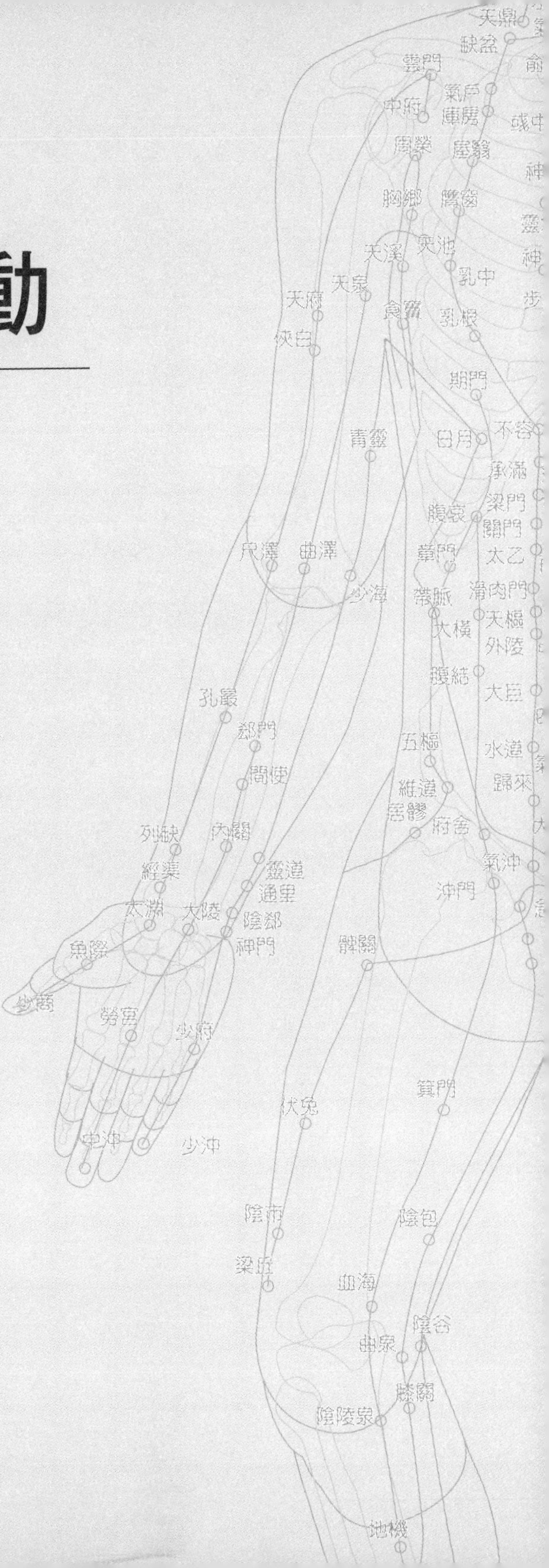

天鼎
缺盆
雲門
氣戶
中府
庫房
周榮
屋翳
胸鄉
膺窗
天溪
天池
乳中
天泉
天府
食竇
乳根
俠白
期門
青靈
日月
不容
承滿
腹哀
梁門
關門
尺澤
曲澤
章門
太乙
少海
帶脈
滑肉門
大橫
天樞
外陵
腹結
孔最
大巨
郄門
五樞
水道
間使
維道
歸來
居髎
府舍
列缺
內關
氣沖
經渠
靈道
通里
沖門
太淵
大陵
陰郄
魚際
神門
髀關
少商
勞宮
少府
箕門
伏兔
中沖
少沖
陰市
陰包
梁丘
血海
陰谷
曲泉
膝關
陰陵泉
地機

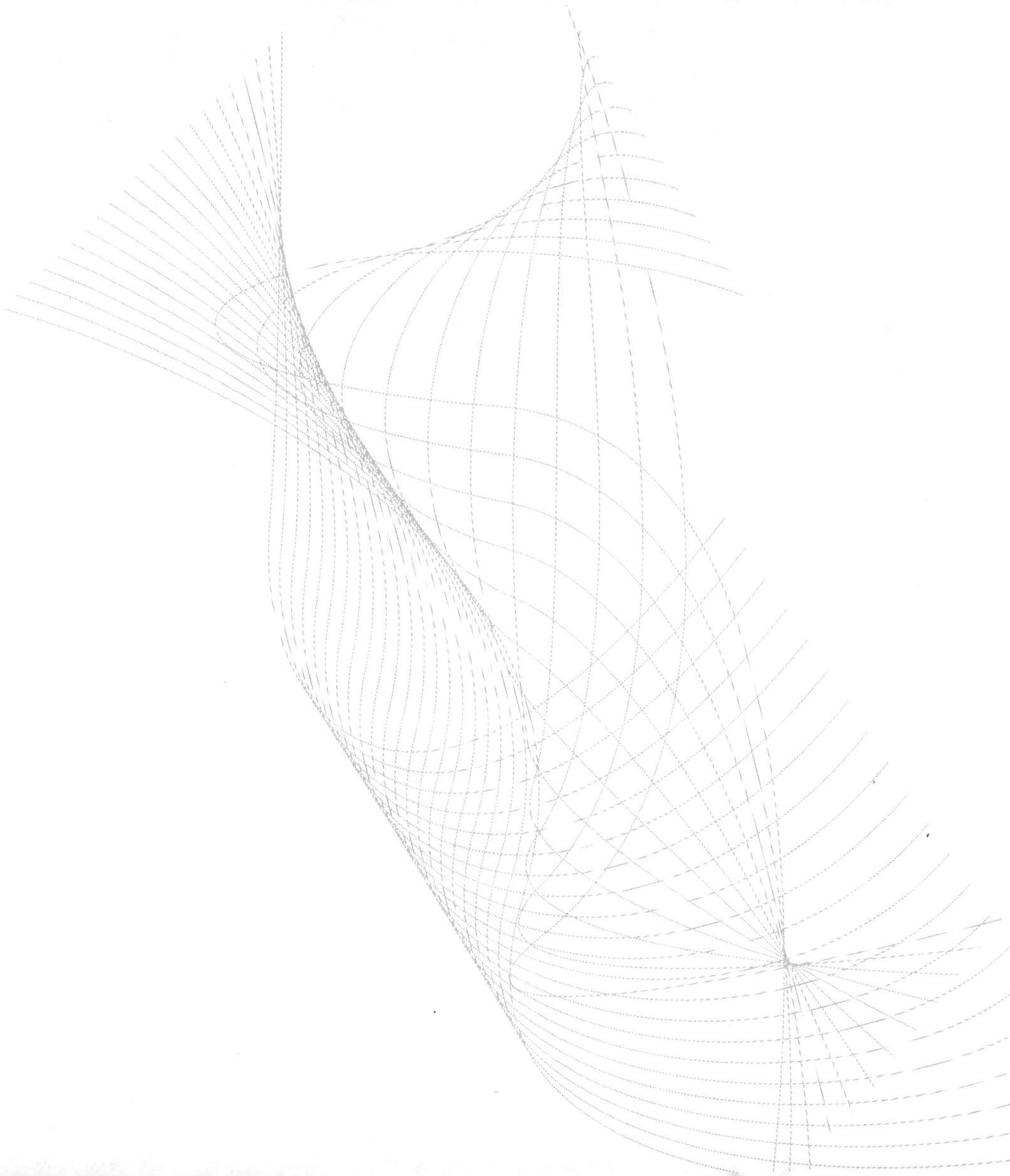

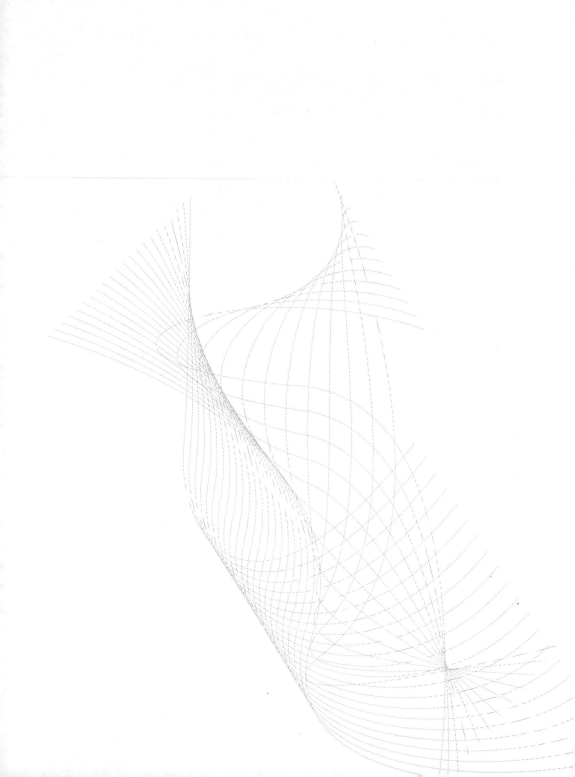

我經常收到讀者寫給我的信，從十五歲的中學生，到八十歲的老先生都有。許多讀者的信很讓我感動，雖然寫書的初衷是分享我的康復經驗給需要幫助的朋友，沒想到居然有那麼多人由於這本書而改變了生活作息，也得到了他們的健康。

從事中醫的學習與研究已經有很多年了，在此期間透過自己和周遭朋友的經驗，以及和讀者之間的互動中發現，原來養生是一種思考的方法，只要思考的方向正確了，加上身體力行，不難找到解決問題的途徑。

由於我不是醫生，不能開方治病，只能提供我自己的研究心得及養生經驗。許多朋友在通信的過程中，也開始使用相同的思考方式，因而改善了健康。

附上幾封和讀者對話的信，提供給讀者參考。

## 降低青光眼患者眼壓的穴位？

**二〇〇八年元月三十日，家銘（美國）來信：**

家母最近在醫院檢查出有眼壓過高的現象（左33 mmHg，右24 mmHg，正常為〈11至21 mmHg〉）。二〇〇四年也曾檢查出相同的問題，當時點眼藥不夠，就做了鐳射手術（在虹膜開口）。但現在眼壓又升高了，請問有沒有適當的調理方法？

吳清忠回覆：

建議您每天按摩她背後的膀胱經，眼睛內側的睛明穴是膀胱經的起點，膀胱經是身體主要的排泄通道。眼壓增高應該是眼部垃圾排不出去所造成的。

＊＊＊

二〇〇八年二月二十四日，家銘（美國）來信：

感謝您的指點。

我按著您說的，按摩家母的膀胱經，發現「僕參」和「申脈」兩個穴位特別疼，如「圖四十五」，但按摩一會兒眼壓就降下來了。效果比眼藥水都來的快又好，真是太感謝您了。不過這邊的醫生建議做鐳射手術，在虹膜上取些組織，昨天剛做。因為母親的顧慮較多，堅持要做。但我覺得眼睛不要隨便動這些手術，況且也找到穴位了。多謝！

吳清忠回覆：

很高興聽到令堂的改善。這種手術在五官上，不會傷及臟腑，不需要太排斥。老人家心安比什麼都重要。

我想把您發現「按摩僕參和申脈對降低眼壓有很好的療效」，分享給更多為青光眼所困擾的朋友，不知您能否同意我把我們通信的內容放在新書中？

我想傳播的是一種養生的思想，我們的信件往來說明只要思考方向對了，每一個人都有機會找到對的調養手段。我只是告訴您思考的方向，並不知道這兩個穴位對降低眼壓有療效。

**二〇〇八年二月二十七日，家銘（美國）來信：**

週日一收到信，就唸給家母聽了。唸到「老人家心安比什麼都重要」，家母感動得都流下了眼淚，說您人真好啊。您及時給我們的建議，真讓我們感動。

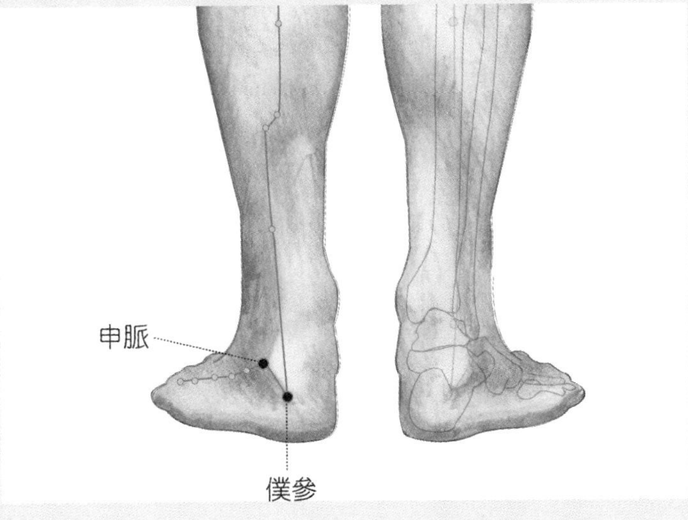


**圖45：**「僕參穴」和「申脈穴」都在兩腳外側腳踝下方。

我們很願意把這一個發現和其他朋友分享，如果能解除他們的痛苦，我們也會感到很欣慰。

我得再補充一下，眼壓也可以自己檢查。用手指輕壓眼球，再輕壓鼻尖和額頭，如果感覺眼球的壓力和鼻尖近似，表示眼壓正常，如果和額頭近似就是眼壓高了（這也是從網上搜到的）。有時家母感覺眼壓高（眼球硬），她就按摩僕參和申脈，眼球一會兒就軟下來了。這也就是我們在家可以測量眼壓的原因（而且這個方法我們也和醫院測量結果對照過）。

# 江山易改，本性難移

**May的來信：**

我是個佛教徒，有位朋友患有胃癌，請問您能不能告訴我，如何幫助他？

**吳清忠回覆：**

大多數癌症患者，除了血氣的問題之外，都有很嚴重的性格和情緒問題。胃癌患者性格上主要的特徵是事事要求完美，會將不滿的事放在心中，久久不能忘懷。嚴重到得了癌症，說明他的這種性格有很重的慣性，這才是真正的病根，最好讓他明白這個道理。如果他和妳有一樣的佛教信仰，就要從多世的人生觀來思考，他的這種性格由來已久，隨著輪迴一世一世的加重慣性，修行就愈來愈困難。

「江山易改，本性難移」是一句中國人都熟悉的成語，卻很少人知道這句話的真正含義。一般人不是帝王，何來江山？只有死了再投胎，江山才會改變。這句話的真正含義是「就算經歷了多次的輪迴轉世，性格都是不容易改變的」。也就是生生世世有著相同的性格，生著相同的病，想起來都覺得可怕。明白了這個道理，無論現在病情如何，都要下決心在這一世就開始改變這種性格。因為下一世不一定還能有機會弄明白這個道理，有可能就更沒有機會擺脫這種悲慘的命運了。

這種性格的核心是對人和事的要求都要達到完美的境界，可是我們之所以為人，就是有所不足，如果真的達到了完美的程度，就成了神佛，也不再需要到人間來修行了。他應該從建立這樣的思考方式做起。看到別人的缺點，知道就好。最好能降低自己的要求，接受人人有缺點，事事不完美的人間常態，然後試著找出別人的優點。俗話說天生我材必有用，每個人都有留在人間的價值，他應該學習欣賞別人的優點。如果能開始這樣做，而且從心底這麼思考，他的病情就有機會，至少不會再惡化，再配合其他的養生方法，是有機會改善的。

幾乎所有的癌症都要從心治起，肉體的調理只能做到輔助的作用。而心病的主要對象，必定是他身邊的人和事。每個人生氣的對象，常常是自己最親近和最愛的人。所以這種正向思考方式的建立，就從自己最親的人開始，重點在自己的配偶、父母、兄弟姐妹和子女。他的心裡只要能容下這幾個人的缺點，甚至能欣賞他們的缺點，再能看到他們的優點，病情大概就有轉機了。

## May的來信：

您的信我反覆看過幾遍，說的像是我自己，很感動，也獲益良多！終身受用。自從聽您說有些慢性病是性格和情緒引起的事後，引證經書上所說的道理，我明白改善自己的執著性格是唯一，也是最好的修行方向。感激萬分！我深信這一世，上天給我機會看到您的文章，是對我的鼓勵。我一定會努力的，我有信心在這一生會有所改善。

＊＊＊

## 二〇〇六年三月十三日，「當當網」一個醫師的留言：

從事臨床醫學多年，很多西醫無法解決的問題歷歷在目。後來由於家庭影響，學習了中醫的部分知識，對中醫從整體和臟腑的聯繫，以及因人而異的辨證治本的治療思想，覺得很震撼，感覺到它的層次比西醫的對症治療要科學許多。尤其對現代醫學面臨的疑難雜症，相較西醫束手無策來說，中醫卻有很大的發展潛力。人和人所處的環境、心理等因素都不同，怎麼可能導致疾病的因素都一樣，而一律用化學的手段解決呢？

從事內科醫師多年，在學習了許多相關知識，如運動學、營養學和食品科學後，越發覺得西醫的局限性。拜讀了此書後更加深有同感，很多觀點曾經也是自己多年的心得，就像「肥胖是營養不良的表現」這個觀點很難叫人接受，但的確是事實。

許多西醫無法解決的病例，卻在身邊中醫界的奇人異士手中，奇蹟般的康復，在有成效的同時，他們還要被許多人罵是偽科學、無知，對於受益的那些垂危無藥可治的患者而言，不管是否有手段證明經絡物質的存在，被經絡調整後獲得重生的喜悅，事實是存在的。就像我父親的朋友研究多年，最終發現經絡物質確實存在的事實一樣，許多中醫神祕的地方必定會隨著科學技術的進步被一一驗證，不是任何無法驗證的東西都是偽科學，就像書中所說，「我們用十九世紀的檢測儀器測試二十二世紀的技術，無從驗證……」，無法驗證是手段技術問題，不是存在的問題。

## 謝勁宇－財務工作者的來信

《人體使用手冊》是我今生看過最有用的一本書！真心地感謝您的努力和奉獻！

我是一九七三年出生的，小時候一直是早睡早起，八九點就睡，五點左右就起床，因為清晨的記憶力最好，最適合讀書。正是當年的積累，「奠定」了我近十年熬夜上網的「基礎」——我「陰虛火重」了這麼多年，平常只是聽父母和個別醫生老在用這個詞說我，但是從來沒有人讓我真正地認識到其中的真正含義，更不用說這十年我的臟腑所遭受的罪了。

我從一年感冒發燒一次，到一年感冒兩三次且不會發燒；從一直不用打針，到要打一針才能「好」，到打多次點滴都不「好」；從晚上睡覺不用尿尿，到一晚一次、兩次甚至三次……。

更恐怖的是，我喝水越來越不解渴，喝完半小時就要尿尿，而且尿是無色的！我吃很多，但不長肉！驗血驗尿，膽固醇、血脂、尿酸都高，但這不都是糖尿病、尿毒症、痛風等等的前兆嗎？去年九月底，我聽從朋友的建議去看腎，醫生說先將尿酸降下來再說，給我開了一大堆的西藥。這麼年輕就……，那時候真是恐慌和無助啊！

感謝上天，在關鍵的時候從google找到了您的電子檔的《人體使用手冊》。列印出來後認真研讀。從去年十月初開始一直堅持早睡早起、敲膽經至今，我的身體不斷發生變化——尿液色深泡多，晚上基本不用尿尿，最多一次，平常喝水和尿尿也不再成正比了……。最重要的是，正如您說的，我對健康充滿了信心，而且在不得不超過十一點睡覺時，會深感內疚！

我第一時間將電子書發給我所有的同事、親人和朋友，然後托人到香港買您在臺灣出版的書（可惜沒有），再準備托人到臺灣買的時候，驚喜地發現國內也出版了，搶購啊！幫朋友買了四十本，自己買了三十本，真誠地送給最親最要好的人。

然後還去買了經絡掛圖、經絡穴位書等等，在自己的愛好裡加上「中醫」了。

上個月和太太去吃羊肉火鍋，第二天她就病了，強烈的咳嗽、痰和鼻涕。我們倆約定，堅持不吃藥，她抱著紙巾筒過日子，最辛苦的時候我幫她按摩一下肺經和大腸經讓她舒服一些。經過兩週多的痛苦，排出了大量的痰和鼻涕，以及極其強烈的咳嗽，然後就好了，而且她頭皮也沒有原來那麼軟了（寒氣少了）。

**總結：**因為羊肉大補，而且我們平常很少吃，她本來就挺早睡的，所以一吃羊肉就提升了她的血氣，到達排除臟腑垃圾和寒氣的能量。

上兩週我出差，三個月來第一次晚過十二點睡，一晚是五點半，一晚是三點，內疚得不得了。回來後就咳嗽、大量的濃痰和鼻涕。不吃藥，不用兩週，症狀就差不多都消失了。

**總結：**這次只是排出那兩晚積的垃圾，我的血氣還沒培養到排除歷史積毒和修復的水準，要繼續堅持一式三招加兩項注意。

現在，我聚會時就談手冊，逢人便推薦。透過不斷地說，自己對健康的信心也越來越強。看著越來越多的朋友們相信，並主動去買書，自覺實施，真是非常非常快樂！

【第一章】

# 敲膽經問答

Q

Ruii問：

敲膽經一天可不可以很多次？還是只能一天一次，一次敲二百下呢？

A

吳清忠回覆：

敲膽經一天可以分很多次敲。

＊＊＊

Q

long5037問：

勤敲膽經有五個多月，身體有很大的改善。幾個月來都在午後兩、三點後至傍晚的時段有一到數次不等的腹瀉至今依舊，何故？會持續多久？另外，太太有食後嚴重腸胃脹氣的困擾，該如何治療？

A

吳清忠回覆：

您所提的腹瀉，應該是排除寒氣的水瀉。首先應該檢討日常生活中是否有寒氣侵入的可能性，先阻絕了新的寒氣侵入，再讓身體把體內的寒氣排淨，水瀉才會止。

腸胃的脹氣，要先弄清楚是腸還是胃的脹氣。腸的脹氣會間歇性的出現，要從飲食習慣調起，敲膽經、細嚼慢嚥和午後輕食是改善整體消化系統很好的方法。胃的脹氣，多半發生在有潰瘍病史的人身上，主要是壓抑的情緒所引起的。當情緒壓抑或生悶氣時，會對胃造成傷害。休息略多，身體就會開始修復損傷，這時會造成脹氣。當傷害和損傷不斷交替的進行，就造成胃部經常性的脹氣。

＊＊＊

Q

慢活．瑜珈問：

我才三十出頭，大學時代至今曾有兩次下背痛到無法起床的經驗，並且查不出原因，猜測是因為曾經跌倒傷及坐骨神經。前陣子練習瑜伽時伸展左邊髖關節時會有「卡住」及疼痛的狀況，以為是關節有移位，但是敲膽經後居然漸漸緩解了！有幾點想要請教：

1兩邊敲膽經的痛感不同，左邊較痛、右邊都沒有感覺，是否就應該多敲左邊？

2敲膽經會有「排氣」的生理反應嗎？

3左邊臉頰靠近脖子一帶，會重複長痘子，週末睡眠充足時會消、每晚下班回到家又會明顯的發出來，可能是哪方面需要多注意呢？有什麼方法？

4敲膽經會有明顯在婦女疾病或症狀的反應嗎？

A

## 吳清忠回覆：

1身體左右不平衡的現象會隨著血氣下降而愈來愈明顯，您的情形顯現您的血氣不高。但仍建議您兩邊均勻的敲，等血氣升到一定程度後，兩邊的感覺就會非常接近了。

2身體的排氣主要是腸子裡的氣體往外排，正常的情況這種排氣是一直進行著，只是量很少，一般沒什麼感覺。但當腸道阻塞時，會使內部的氣體形成積壓，因而提高了壓力，再循著空隙排出時，感覺就會很明顯。

敲膽經必需配合早睡，才會使血氣上升，血氣上升之後，身體便會開始修復腸子，這時就會形成腸道阻塞，才會排氣。

3痘子長在臉頰靠近脖子附近和大小腸有關，在前側牙齒下方是大腸經，後側在耳朵下方是小腸經，可能是這兩個臟腑之一的問題。除了腸子的問題之外，肝火也是另一個主要的原因。您在週末睡眠充足，肝火退去就會消。

改善的方法，一方面增加休息避免肝火的上升。另一方面要注意飲食的細嚼慢嚥，減輕腸胃的負擔。痘子長得嚴重時，可以暫時戒除肉食，特別是豬、牛、羊等紅肉，因為這些肉比較不容易消化。

4配合早睡的敲膽經，使血氣提升之後，月經會有些變化。本來的肝火退去之後，經血可能減少，再隨著血氣的提升，逐漸增多。月經是婦女反應血氣最敏感的症候，血氣隨著年齡日漸降低，月經的量也愈來愈少。調養使血氣回升之後，月經的情形就慢慢的回復到更年輕時的狀態。在調養的初期，有時身體會清理低血氣時無法排出的垃圾，會造成幾次的月經異常。如血量突然增加或減少、經期混亂、經血較紅或較黑等。

另外，在血氣回升後，當身體開始修復胃或腎時，會出現蛋白尿，小便中會出現泡沫。如果處理不當很容易演變為尿道炎、陰道炎、子宮頸糜爛、膀胱炎等。由於這幾種病出現時，蛋白尿早就停止了，因此在醫院檢查很難找到原因。只有自己平時注意在小便出現泡泡時，在便後清洗或擦拭乾淨。通常週期性的出現前述的幾種婦女病，很可能發病前一兩星期的蛋白尿是主要原因。

## Q 過了約兩週，慢活・瑜珈再問：

1最近敲膽經，右邊也漸漸有比較明顯的感覺。

2過去坐骨神經痛時，常會使用真空拔罐器。以前施作在膽經周邊沒有明顯的印子，是慘白顏色但會痠痛，肩頸部位印子顏色則非常紅黑。最近因為敲膽經覺得手會痠，所以敲的大概一百下後就試著用拔罐的方式，我想效果跟敲膽經應該是相同的吧！也發現，印子呈現紅色，和以前有截然不同的結果，這是好現象吧？

3先前跟您請教過痘痘生成的位置，最近三天又更嚴重了，是長在靠近後側，所以是您說的小腸經的部位。前陣子是長在前側、在早以前是長下巴嘴角，其他地方有粉刺但沒有長出痘痘。目前痘痘外觀是會紅腫的型態。這樣的話是在排泄廢物嗎？小腸經有什麼需要保養的地方嗎？

4近三天也覺得胃不太舒服，餐前餐後都會覺得噁心，但還是吃得下正餐。因為我有胃及十二指腸潰瘍的病史，很容易胃脹氣，常常脹氣到一耳會有塞住的感覺，通常是左耳，開口說話會不舒服。最近的噁心感會與敲膽經有關係？

5這個禮拜一嘴唇開始長出小泡泡，印象中，以前老一輩會說是火氣大的那種泡泡……。

A

**吳清忠回覆：**

1敲膽經加上早睡會使身體的血液總量增加，身體各個部位的供血也隨著增加，左右不平衡的現象也會改善。

2拔罐也可以疏通膽經，血氣提升後，皮下的供血增加，拔罐顯現的印子自然不同。

3痘痘的生成有時是身體處理器官時的現象，等完成了修復工作，自然會消失。那些痘痘是腸胃部位清理時，直接從皮膚排出經絡裡的垃圾。小腸的保養主要是儘量減少吃加工太多的食物以及要細嚼慢嚥。

4最近立秋之後的季節是身體排寒氣的時間，您的情形可能是排胃的寒氣，當然血氣提升之後，身體才有能力隨著節氣波動，可以算是敲膽經和早睡的結果之一。

5嘴唇長小泡泡是胃火過盛的症狀，和修復胃部的潰瘍傷口有關。您的潰瘍病史說明您在性格上的要求趨近完美，遇事又喜歡自己承擔。可能得從這方面調整，才能去除這些問題。

＊＊＊

Q

**秋天的故事問：**

我小時候的頭髮是油性的，而且很有光澤，但是到了高中，頭髮突然變成了乾性，還多出了很多白髮，我想知道，這是不是因為感冒藥吃多了的緣故？我兩隻眼睛的視力都有二點零，但是平時就感覺眼睛很脹痛，就算不玩電腦也一樣，這是不是跟我的膽經堵塞有關係？

可能是現在壓力比較大的緣故，我經常感到胸口有一塊大石頭一樣壓在那裡，除了自己給自己解壓以外，還可以按哪幾個穴位呢？謝謝了！

**吳清忠回覆：**

肺裡的寒氣會使膽經逐漸阻塞，膽功能日漸惡化。隨著膽功能的變化，開始時頭髮會先變成油性的，慢慢的再轉變成乾性的，中間有一段時間頭皮屑會特別多。然後再慢慢的出現白髮。現代的感冒藥設計的目的不在排除寒氣，只在消除寒氣的症狀。實際上是壓制了身體排除寒氣的工作，使症狀消失。因此，吃多了感冒藥，反而使寒氣排不出來，越積越多而使膽功能下降。而您胸口的壓力，可能是心包積液較多的現象，建議先從一式三招開始調養。

＊＊＊

**JJ問：**

何時敲膽經及按摩心包經較妥呢？是早上、中午、晚上或睡前呢？是不是不要在飯後或空腹時？以什麼樣的姿勢敲比較好？

A

吳清忠回覆：

敲膽經最好不要在飯後一個小時敲，主要是擔心影響充滿食物的胃，被翻動會很不舒服。

敲膽經的姿勢沒有限制，可以站著把一條腿放在椅子上，比較順手。

敲膽經不需要敲在很準確的穴位點上，只要敲大腿外側褲縫略偏後方的位置，從大腿和屁股轉角處開始，到膝蓋上方，平均分成四個點來敲就可以。這個動作的目的，主要使整個經絡的範圍被敲動，經絡中的體液能開始流動．通常敲完了，整個大腿外側會感到熱熱的。

＊＊＊

Q

Wilson問：

為什麼會有令人煩惱的頭皮屑？又該如何治好它？

A

吳清忠回覆：

皮屑的產生和膽的能力及血氣水準有關。當膽功能變差時，頭髮會出現頭皮屑、油性頭髮、白髮等多種症狀。頭皮屑可以說是某一個膽功能水平不足時的一種症狀，因此只要敲膽經，早睡，使身體的血氣水準發生變化，提升膽功能，即有機會在一段時間之後使頭皮屑消失。

Q

Beille問：

每日的敲膽經動作，總覺得有點吃力，若以五行針代替這種刺激作用，不知可不可以？

A

吳清忠回覆：

五行針可以疏通膽經，但敲膽經還有運動的效果，同時時間也比五行針要短。五行針可能得放半小時以上才會有效，磁針的效果較弱，必需用更長的時間，但敲膽經只要五到十分鐘就夠了。

＊＊＊

Q

Laman問：

孕婦可以敲膽經嗎？

A

吳清忠回覆：

孕婦不能也不需要敲膽經。孕婦需要吸收大量營養供養胎兒，因此無論膽經通暢與否，膽汁都會正常供應。

建議婦女最好利用懷孕期間，多休息，並且維持愉快的心情，讓身體處於最佳的狀態，血氣能量便能迅速提升，身體也會藉機把潛藏的問題全數清理乾淨。通常血氣不足時，身體是沒有能力懷孕的。如果能自然懷孕，就說明身體沒有太大的問題。因此，懷孕是養生的最佳時機。

＊＊＊

Q

**Melissa問：**

每天敲打膽經，也有讓大腿外側垃圾排出的功效。那如果大腿內側也有很厚的垃圾堆積，可以同樣利用敲打大腿內側來排出嗎？如果可以的話，請問每天該敲哪幾個點、幾下呢？或是另有方法？

A

**吳清忠回覆：**

由於大腿外側只有膽經，膽經堆的垃圾主要是寒氣，敲膽經不容易引起身體的其他變化，膽經敲只會改善身體的吸收。

大腿內側則有脾、肝、腎，三條經絡，通常大腿內側的垃圾主要是腎所造成的，如果同時敲打三條經絡，可能會引發一些症狀，雖不一定是不好的症狀，但會造成許多不必要的困擾，因此並不建議這麼做。

改善腎的功能，最好從基本的早睡和敲膽經做起，血氣調高腎氣也會改善。也可以就近找個中醫開方調理，或經常按摩腎經上的復溜、太溪和湧泉穴。只要腎的功能改善了，大腿內側的垃圾自然會排出去。

＊＊＊

Q

小華華問：

我一直為下半身大、小腿頑強脂肪苦惱，自從看了您的大作，甚為欣喜；回憶之前下半身未發胖前，老是感到雙腿冬天是冷到不行，原來當時不察，膽經被寒氣所阻。我想請教的是，為什麼我在敲打膽經時，總感到有陣陣寒氣從大腿或小腿外洩，同時身上卻有發熱感，這是何原因呢？

吳清忠回覆：

膽經受寒時，其皮下的一些體液會利用化學反應產生熱能，用於應付外來的寒氣，反應過的體液就成了沒有用的寒氣物質，會積在原有位置。因此，受寒的部位會愈來愈胖。

敲膽經會使膽經發熱，讓那些寒氣物質有機會吸收熱量，恢復成未受寒之前的狀態，其吸收的熱量除了來自敲打的能量，也會吸收周圍組織的熱量。在寒氣物質轉變之前，身體出現發熱感，就是身體在製造熱量用來轉化寒氣物質。當寒氣物質正在轉變時，則會從周圍的組織吸收熱量，因而出現陣陣寒氣襲來的感覺，這就是您感覺腿部寒氣外洩的原因。許多人在感冒時也會出現這種感覺，那種寒氣不是來自外部，是身體內部，而且蓋再多的棉被也不會暖和。

＊＊＊

逸風問：

我每天敲膽經約有一個多月了，約最近半個月以來，早上醒來時發現右手都會痲痲脹脹的，今天還發現手腕會痠痠的，好像撞傷的感覺，由於我每個穴位都敲二百下，感覺很用力，敲的地方會有點痠痛，不曉得是否敲太用力會傷到手腕的筋骨呢，請老師幫忙指點一下。

**A**

**吳清忠回覆：**

敲了膽經加上早睡，血氣會很快的上升，隨即啟動身體修復的機制。這時負責修復工作的脾臟，負荷增加了，就很容易出現心包積液過多的症狀。手麻和手腕痠都是心包積液過多的症狀。因此一式三招中才會配上按摩心包經。通常這些晨起的症狀，多數到了十點或十一點就會自然消失。另外，敲膽經不用過度用力，適度即可。

## 【第二章】早睡問答

**小豬仔問：**

我維持很長一段晚睡早起的生活，大概都晚上一兩點睡，早上八九點起床，每天平均睡眠約五至六小時，身體的警訊就是一直冒痘痘，除此之外生活一切正常。當我開始調整作息，每天十二點睡覺，早上八點起床，有時候會稍微賴一下床，每天平均睡眠八至九小時，但是發現調整作息的結果，反而會在早上十點左右開始想睡覺，然後是下午三點，晚上八點左右。感覺睡眠正常時，想睡覺的頻率比作息不正常的時候還要多。以前雖然只睡六個小時，甚至更少，但是到凌晨也都不會累。作息正常之後，七早八早就想要睡覺，感覺身體有越來越喜歡睡覺的感覺。請問怎麼會這樣呢？我該怎麼調整比較好呢？

**吳清忠回覆：**

您睡得少時，身體經常處於透支肝火的狀態，總是充滿了精力。這種情形可以持續很多年，直到身體把肝血都耗光了，才出現大病。早點睡後，肝火的透支大門被適度的節制了，因此會很容易疲倦，這時應該多睡一些，並且要更早睡。這樣一段時間後，等身體的血氣能量更充足了，就不會再那麼疲倦了。疲倦是身體需要休息的信號，沒什麼不好。

＊＊＊

Q

Ruii問：

那在調養的過程中，如果晚上十點就要睡，清晨四點就要起床，沒有足夠的睡眠時間，一天當中也沒有能補眠的時間，請問是不是可以用打坐來代替睡眠的時間呢？而這樣以每天六小時的睡眠時間夠不夠呢？

A

吳清忠回覆：

如果打坐都能入定，是可以達到與睡眠相同的效果，甚至比睡眠更好。但如果不能入定，那就和醒著一樣。而一般的情形，每天六小時的睡眠是不夠的。

＊＊＊

Q

VIO~VIO問：

想睡就睡很難耶，還有知道自己想吃什麼也很難，有什麼方法嗎？

A

吳清忠回覆：

想睡就睡是不很容易，要找一次休假的日子，完全放鬆，試試看。通常第一週很難，會有點混亂，到了第二週就可以入睡了。想吃就吃，要從細嚼慢嚥、敲膽經和早睡開始，確保飲食有良好的吸收率。一段時間之後，自然就會發現自己的口味已經改變了。本來喜歡肉食的人，對肉的口感不再那麼好，甚至有時還覺得膩。這種改變會在不知不覺中就發生了。另外，建立一些正確的觀念也很重要。例如，相信當季的水果和蔬菜是上天為人們準備最好的藥，嚴重違反季節的水果少吃。近幾年一年四季都能吃到西瓜，這種夏天消暑的水果，冬天吃就太涼了。

＊＊＊

Q

JJ問：

長期上夜班的人，應該如何保養身體呢？

A

吳清忠回覆：

長期上夜班的人睡眠是一個大問題，必需以每週為目標，安排特別的睡眠時間。最好每天能在晚上六點至十二點之間有三小時睡眠，或每週在這個時段有十二小時的睡眠。長期日夜顛倒，會造成身體嚴重的傷害，出現各種慢性病，也會老化得很快，所以，這種生活最好不要持續超過十年。

＊＊＊

Q

Peter問：

請問吳老師，若以一天睡八個小時為準，人體的黃金睡眠時段是幾點到幾點對人體最好？晚上八點睡至淩晨四點，是否比晚上十點睡至早上六點好呢（以同樣是八小時而言）？

A

吳清忠回覆：

以現代人的睡眠習慣而言，上半夜的睡眠多數是不足的，因此愈早睡必定愈好。睡眠時數八小時，是現代醫學訂出來的數字，從中醫的觀點，則四季各有不同，不會是一個定數。下半夜的睡眠也不是全部無用，當身體的血氣上升之後，會開始修復各個臟器。則各個時辰有各個時辰的功能，很難明確說哪一段時間是最好的。

＊＊＊

Q

Nobody問：

不知道您對於「午睡」的看法如何？我常常會在中午過後非常疲倦想睡覺，如果按照吳老師對於身體血氣的觀點，這是代表身體能量已經開始降低了嗎？還是只是吃飽的現象？就養生來說，午睡重要嗎？

A

吳清忠回覆：

每天早晨醒來精神很好，到了中午，累了半天，精神有些萎靡。和早晨相比，中午時身體少掉的能量就是「氣」。多數人早上醒來身體所充滿的「氣」，大約可以供給身體四至六小時的消耗，血液總量愈多的人，可以用得久一些。反之老人或身體很虛的人，可能兩三個小時，「氣」就會耗光了。因此，到了中午時，「氣」耗光了身體就感覺累了。這時最好能小睡半小時至一小時，補充「氣」，然後又可以維持半天的好精神。因此，中國人睡午覺的習慣是非常符合養生的道理。

Q

Momo問：

我女兒白天大概睡兩個小時，晚上就很晚才能入睡了。您的有關失眠的調養，也適用於三歲的孩子嗎？另外，我女兒下眼簾有發黑的症狀，中醫說她風重，不知道按吳老師的理論她是哪部分出問題了？中藥中加了防風，吃過一段時間後果然眼簾的黑色褪了不少。如果給我女兒按摩，每天需要按摩多久？如果取穴不是太準可以嗎？因為我只是參考了經絡圖。

A

吳清忠回覆：

幼兒沒有太多的心事，應該不會有失眠的問題，主要的問題可能還是大人的影響。幼兒並不知道自己和周圍的人有什麼不同，如果成人都很晚才睡，他就不明白為什麼單單要求他早睡。因此，到了孩子的睡眠時間，至少要在他活動的範圍營造出睡眠的氣氛，慢慢誘導他入睡。而且白天也需要適當的睡眠，夜間才能入睡，如果過度興奮，肝火大開，晚上就不容易入睡了。和成人的道理是相同的，該睡不睡，就會上火，上了火夜間就不容易睡。黑眼圈是睡眠不足的結果，必需增加睡眠時間，才能真正去除。三歲以下的幼兒，每天必需睡十個小時以上才算夠，因為他還需要成長發育。

＊＊＊

幼兒的按摩要很小心，因為很容易受傷。由於他們的經絡很淺，因此，只要輕輕的在經絡上來回搓搓即可，不需要用力按壓。時間也不需要很長，不用正經八百的按，在遊戲中邊玩邊搓他的經絡就可以了。

＊＊＊

Q

Wilson問：

我老是無法久睡，一久睡就會被腰痠給痛醒，尤其是兩側腎上的地方，還一度以為是得了腎結石，但醒後動了一陣子，那痛楚就會不見了，經X光照，確實沒有腎結石，醫生也不認為我的腎有問題，請問那會是什麼原因造成的？如何根治？

A

吳清忠回覆：

睡覺腰痠的可能原因有好幾種，必需看痠的正確穴位，才能做更準確的判斷。如果睡久了才痠，顯然這種痠是身體修復過程的一種現象，是身體睡久了，有了足夠的能量才開啟修復機制的結果。這種情形不應該視之為疾病，從此就不敢久睡。相反的更要經常睡久一點，讓身體經常有能力進行修復工作，過一段時間，等身體修好了損傷這種情形自然會消失，並不一定是需要根治的病。通常身體在修復腎臟的損傷時，都會出現腰痠的症狀，只是這種情形用現代醫學的檢查手段，不一定能查得出東西。

＊＊＊

Q

**Jack問：**

為了養氣我中午午餐後都會小睡三十分鐘，睡飽後下午精神真得會比較好。但是，這幾天有看到報導說，「吃飽午飯馬上午睡會消化不良，導致長期脹氣，嚴重的還有可能罹患癌症，因為進食後三小時內全身經絡循環集中在消化系統，而睡覺會影響人體運作」。不知道您是否有相同看法，或是我應該怎麼做比較好？

A

**吳清忠回覆：**

這個新聞見報之後，就預料會有這類的問題。如果是伏在桌上午睡，是會造成胃的不舒服，但只要醒來一會兒，就會消失了，不會有後遺症。

通常有兩種情形會造成嚴重的脹氣，一種是吃飯速度太快，食物沒有嚼細，同時身體也沒有足夠的時間分泌充分的消化酶來分解食物，而這種情形只要改正了飲食習慣，就能改善。

另一種情形是身體正處於修復腸胃的期間，等身體完成了修復工作，自會改善。癌症的病因有其他因素，血氣低落是其真正的原因之一。

＊＊＊

Q

**風之穀問：**

腎氣不足的話，該如何補足腎氣呢？而在日常飲食方面，要吃什麼對補腎氣才是好的呢？

A

**吳清忠回覆：**

腎氣是每天變化的，一天睡得不好，就可能會出現黑眼圈，那天就會腎氣不足了。第二天睡得好，黑眼圈不見了，腎氣就足了。影響腎氣最大的原因是睡眠不足，或睡眠品質不良，因此，改善睡眠才是最有效的手段。

傳統的觀念都從食物中尋求補劑，在食物不足的年代，大家生活作息都是日出而作，日落而息，這種方法是正確的。但今日食物充足，反而是大家的生活作息才成為最大的問題，但這個年代食物就不一定能補腎了。

腎氣不足的人，可以經常按摩腎經的穴位，疏通了腎經，可以改善睡眠，也就能提升腎氣。我自己最常按摩的是腎經的復溜、太溪和湧泉三個穴位。

＊
＊
＊

Q

Jessie問：

您說：「『覺知自己需要什麼元素』的能力雖然是所有動物的本能，但是現代人大多數都失去了這種能力，需要經過一段時間的調整學習才能再度恢復。」想請教您有沒有什麼方式可以做較好的學習調整呢？像我啊，就還有一個很不好的毛病，因為是從前學生時代時所留下來的後遺症，從前因為功課繁重，一天只睡兩個小時是經常的事（一星期大約五天會這樣，另外兩天若可以補眠就盡量補，如此持續了快一年）。現在我的身體好像已經不會告訴我，我需要睡眠了。除非我看時鐘，不然我不知道自己該睡覺了，即使不睡，依然精神奕奕。原本以為是因為我年輕，但聽您這麼說，我突然驚覺這好似一個很不好的「退化」。

A

吳清忠回覆：

您不是退化，而是身體將透支視為常態。您最好利用一段兩週的假期，在沒有任何壓力下，放任身體想睡就睡，想起來就起來。初期會很混亂，幾天之後，就會開始逐漸改變。大約兩週下來，身體就會開始出現疲倦了，睡眠的時間也會愈來愈正常。

Q

Jessie再問：

先前就想請教吳老師，因為覺得早睡對身體真的很有幫助，有一陣子我就嘗試晚上大約八九點就上床，結果反而在半夜十二點左右就醒了，這樣會不會反而讓身體錯過了造血機能的時機呢？

A

吳清忠回覆：

八九點到半夜十二點，也有三四個小時，只要接下來能再睡，是足夠的。

＊＊＊

Q

Neo問：

我記得您在原來的一篇文章中說，您只提倡早睡，不提倡早起。《黃帝內經》記載起床時間應由身體自己調節。如果能早上不強迫自己起床，自然醒，的確是非常美好的事。但是我感覺如果早上睡懶覺的話，晚上就會睡不著，而晚上睡不著的話，第二天又會起的更晚，

＊＊＊

這樣的話不是又會變成晚睡晚起了呢？您是怎麼解決這個問題的？

A

**吳清忠回覆：**

早上睡懶覺並不一定會讓晚上睡不著，偶而一兩天可能會如此，但長期下來身體自然會調整到合理的作息。由於我目前不上朝九晚五的班，睡眠狀況是很自由也很隨性的，有時會有幾天晚睡，但通常不會持續太久。只要開始注意晚上八點之後不動腦做事情，並注意讓自己在十點睡，那麼第二天開始，就又可以恢復正常的睡眠時間。

＊＊＊

Q

**Charles問：**

有些人工作必須上大夜班，一般人在睡覺的時間他們正在工作，而且可能還得輪班。因此有時候得在白天睡覺，有時又得換成晚上睡覺。像我有一位朋友週一到週五有時得在晚上九點到隔天凌晨五點工作，有時又換成在白天工作，週六日則可以休息。

1若是得在白天睡覺的那幾天，請問在哪個時間睡覺比較好呢？

2若週一到週五的工作時段，他有部分選擇的空間，那選擇全部在夜間工作，一律在白天睡覺較理想？或者是幾天上夜班，白天睡覺；幾天上白天班，晚上睡覺較好呢？

3當不必工作時，如週六日及假日，他是應該白天睡覺，或者應恢復像一般人在晚上就寢呢？

4不知道這種工作型態的人，在睡眠上，該如何調養才能減少對身體的損傷？

A

**吳清忠回覆：**

1夜班工作者白天的睡眠造血機能很差，我見過幾個持續十年以上這種作息的人，健康都出現非常嚴重的問題。白天任何時間的睡眠都無法替代夜間的睡眠。因此，白天哪一段時間睡都沒有太大的差異，這時只能補足體力，無法補足血氣。

2選擇全部在夜間工作，則上、下半夜的睡眠一定不夠，大約十至十五年身體大概就處於氣血枯竭的水準，而出現各種重病。如果選擇幾天上夜班，幾天上白天班，則剛開始身體狀況還很好，這種改變身體很快就能適應，但隨著血氣下降，這種適應能力會愈來愈差，睡眠情形也就會愈來愈差。但和全部夜間工作的方式相比，白天和夜間交替工作會好一點。

3當然是夜間就寢的好，多少可以彌補平日夜間睡眠的不足。

4在平常工作日中，最好能精確控制自己的睡眠，儘量爭取增加上半夜（晚上六點至十二點）的睡眠。

最根本的概念，必需認知這種工作，出責的是健康和生命，只能短期從事，不能當作長期工作。隨著自動化技術的發展和人們健康意識的提高，這種輪班制的工作型態，遲早要被機器所取代。目前的四班三輪制，根本不足以維持工作者的健康。應該發展成更多班次的輪替。同時要教導這些夜班工作者正確的睡眠養生知識。生產線的設計者，必需儘可能的增加自動化設備，減少夜間工作者的需求。

＊＊＊

Q

Ida問：

睡覺時，睡左側會有壓到心臟的問題嗎？有人說這樣容易做惡夢，如果是真的，那是什麼生理情況造成作惡夢的（除了心理的壓力釋放因素之外）？您會建議平躺或向右側睡比較好嗎？

A

吳清忠回覆：

我自己睡覺是很隨意的，有時平躺有時側躺，並沒有覺得有什麼差異。因此，建議您放下這個問題，讓身體自然的睡，只要睡得足夠，哪一個方式都很好，睡得不夠，哪一種方式也都不好。

【第三章】

# 按摩心包經問答

**Q Chang180問：**

按摩心包經也可以像敲膽經那樣按摩特定一段嗎？因為最近有在運動，發現從天泉到曲澤這段很痛，按在這兩個穴位也會感覺特別痛，請問這是錯覺嗎？因為我做的運動也不是特定在這個部位而已，只是這段特別痛而已，還是這段阻塞得特別嚴重？應該特別針對這兩個穴位加強按摩？還是持續照您書上所說的做就好？

**A 吳清忠回覆：**

心包經的按摩重點通常不在心包經，多數情形昆侖和膻中兩個穴位的效果反而更大，而且更快見效。特別痛的部位也是按摩的重點，中醫有云：痛則不通，通則不痛。某個穴位特別痛，反應心包的某個部位的問題。

心包經的按摩不一定每次都要全部按。可以擬定一個順序，先按摩昆侖穴，接著膻中穴，再按從中沖穴開始選擇較痛的穴位一個一個往上按。如果時間不夠，或不想全按，按完昆命和膻中就可以停止了。如果興致好些，就按到手肘上的曲澤穴。通常按到這裡也就差不多了。

如果想再更方便些，就做甩手運動，每天甩個幾百下，也能達到按摩類似的效果。另外在穴位貼磁鐵，則是更簡單的方法。您可以試試各種方法，再選擇適合自己的方式。

＊＊＊

Q

**Yogi問：**

書中所提的按摩包心經的方法為何？是要用手掌或是手指（大拇指或其他）按膻中穴，要按多深呢？只要往下按即可或是要來回搓？可否請老師更詳細指引，因為我用力按完都很痠，敲完膽經後，手臂也痠，不知方法是否正確？

A

**吳清忠回覆：**

膻中穴的按摩，可以用姆指或食指或中指按，力道不需要太大，通常按對了都會有點痛。按在穴位時，手指和皮膚並不需摩擦，指尖小幅度的呈圓型揉動。也可以用相同的方法按摩其他的穴位。

另外，也可以用意念按摩，做法是把手指尖輕輕放在穴位上，閉目將注意力集中在穴位點上，過一段時間後，即能自指尖感覺血脈跳動。持續這種感覺一段時間，愈長愈好。這是身體的血液隨著意念被引導到了穴位。

＊＊＊

Q

**Msn1314問：**

心包經是否兩手皆有？或是只有左手或右手？

A

**吳清忠回覆：**

人體各個臟腑的經絡都是左右對稱的，心包經也不例外，左右手都有。

＊＊＊

Q

**Nono問：**

當我們按摩心包經時，按摩時，是只要用手指壓就可以？還是也可以用指壓棒來按摩？要不要很用力？

吳清忠回覆：

最好用手指壓，不要用指壓棒，指壓棒容易造成傷害，同時按得太用力，可能會持續一星期都痛到不能碰，則反而不好。按摩的力度最好不要按到造成傷害的程度。按摩的力道並不需要很大，將意念專注於穴位才是重點，特別是在自己身上的按摩，更是如此。

Nono問：

當我每天早上起床按摩心包經時，每當我按摩膻中穴之後，我的胸口反而會悶悶的，我按摩越久就越明顯，感覺有氣下不去，請問這是正常的嗎？

吳清忠回覆：

您可能有腎虛的情形。中醫有云：腎不納氣。腎虛使您吸不進氣。因此，在按摩心包經之前，先按摩腎經的復溜、太溪和湧泉穴。然後再按摩崑侖穴和膻中穴，最後再按心包經各個穴位。

＊＊＊

Q

Jack問：

感謝老師上次的回答，果然按摩心包經幾天之後，不明原因的疲倦、手腳麻與頭暈現象已經有改善了，解決我這幾個月的困擾。另外，自從執行老師的養生方式後，身體的體質有了明顯的改變，變得更敏銳，如：對環境冷熱的反應等。但是，唯一比較困擾的是，對飢餓的反應似乎太強烈了，食量變大、體重增加，每天到了早上十一點、下午四點，如果不提早吃些東西，全身會非常不舒服，精神無法集中、一定要馬上吃東西，這種現象以前從未發生過，以前很能耐得住飢餓。不知道是否身體有什麼問題，或是有什麼方法可改善這種情形？

A

吳清忠回覆：

這種自然產生的飢餓感，應該是你的身體長期處於吸收能力不佳，血氣不足的狀態。現在身體的吸收能力改善，需要更多的食物，這不是壞事。這種食量的增加，會使體重增加，並不一定會使身體發胖。

長期以來，多數人都處於血氣不斷下降的趨勢中，以為那就是身體正常的狀態。調養之後，血氣進入上升趨勢，身體開始出現各種症狀，這些症狀在血氣下降的趨勢中從來不會發生，因此很容易被認定是「異常」或疾病。例如，你的這種飢餓感，很容易被認定為低血糖，而成為內分泌紊亂或其他的疾病。前段時間的手腳麻和頭暈現象，也是血氣上升，身體修復器官，使脾臟過於勞累，造成心包積液阻塞的暫時現象。初次碰到時，很容易被這些症狀嚇壞了。

建議您在觀念上做適當的調整，必需對自己的身體有信心，當身體出現異常的症狀時，先回顧前幾個月的生活作息，如果基本是正常的，血氣就應該是上升的趨勢，那麼那些症狀大多數不會是疾病，而是身體在做某件事，或進入某種和過去不同狀態的正常反應。

這種反應在許多療法中，被命名為好轉反應。這種反應有一個特點，每一種症狀的出現，都不會很久，而且一兩週就會消失了，或間竭性的反覆出現。通常不斷變化的症狀，多數是好轉反應的現象。

＊＊＊

Q

**Susan Zeng問：**

按摩心包經做流水聲偵測點應該是每時每刻，都有流水聲嗎？還是按的時候才有流水聲呢？我的心包經流水聲偵測點，剛聽的時候，沒有流水聲，按昆侖穴和膻中穴，以及其他穴位有響聲，像氣泡在裏面鑽動的聲音（不知是否就是流水聲）。這說明我的心包堵了嗎？

是否要按到聽不見流水聲為止？還是要按到任何時候都聽得見流水聲為止？

吳清忠回覆：

心包經的按摩，有時會從完全沒有聲音，按到有聲音，這種情形是從阻塞的狀態按通了經絡。有時又會按一段時間即停止，這時並不是完全靜止，只是流速較慢，很久才有一兩聲。有時不按也一直有聲音，這就表示經絡是通暢的，暫時不需要按摩。身體是活的，有時有多一點東西需要輸送，有時又少一點，沒有一定要按到什麼樣的狀況才算完成。

＊＊＊

Susan問：

我的膻中穴一碰就感到痛，是什麼原因呢？

吳清忠回覆：

心包積液過多到較嚴重的程度時，膻中穴一碰就會痛。如果膻中穴很痛，可以先按摩昆侖穴，膻中穴則用意念的方式按。

Q

lung問：

穴道用力按住不動跟按住再揉的效用有什麼不同？我記得以前好像看過一些文章說用按的（即用力壓住穴道）是可以將火泄掉之類的功效，而用揉的是補氣，不曉得這樣有沒有說錯？

A

吳清忠回覆：

心包經的按摩不需要考慮泄或補的問題，心包經堵住了，按摩就讓它疏通，僅此而已。

＊＊＊

Q

Frank問：

想請教您取穴的問題：

1所謂一寸是多少公分？還是可以用多少指幅來計算？

2我到書局去找相關的經絡穴道相關圖書，雖有圖片對應介紹，但總還是覺得很難準確的

＊＊＊

取穴，不知您可否給我一些意見？

**吳清忠回覆：**

「圖四十六」、「圖四十七」是針灸學的書上的骨度法的尺寸定位的標準。從這個圖可以

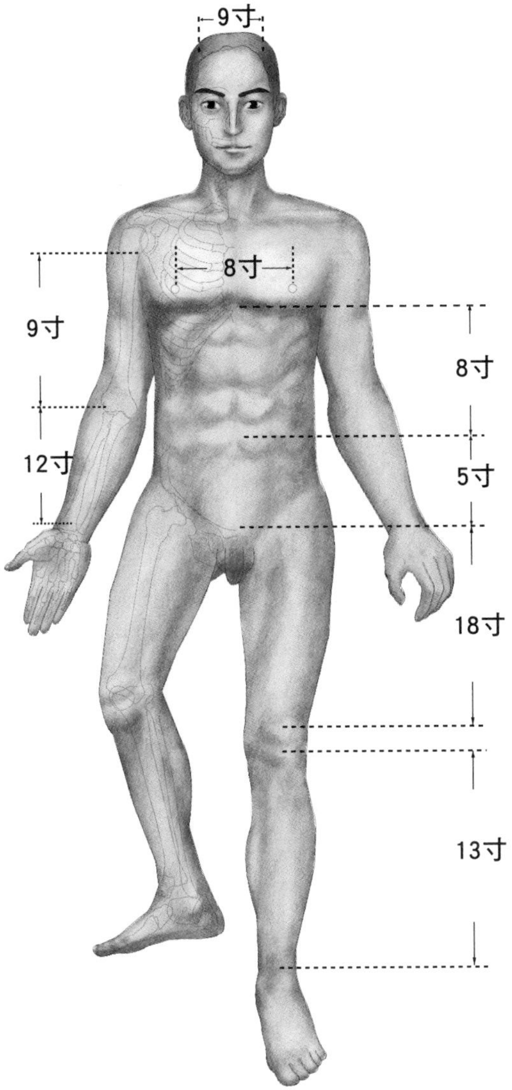


**圖46：**身體的穴未定位是依身體的尺寸而定，例如頭頂髮鬐線分為12等分，每一等分為一寸。

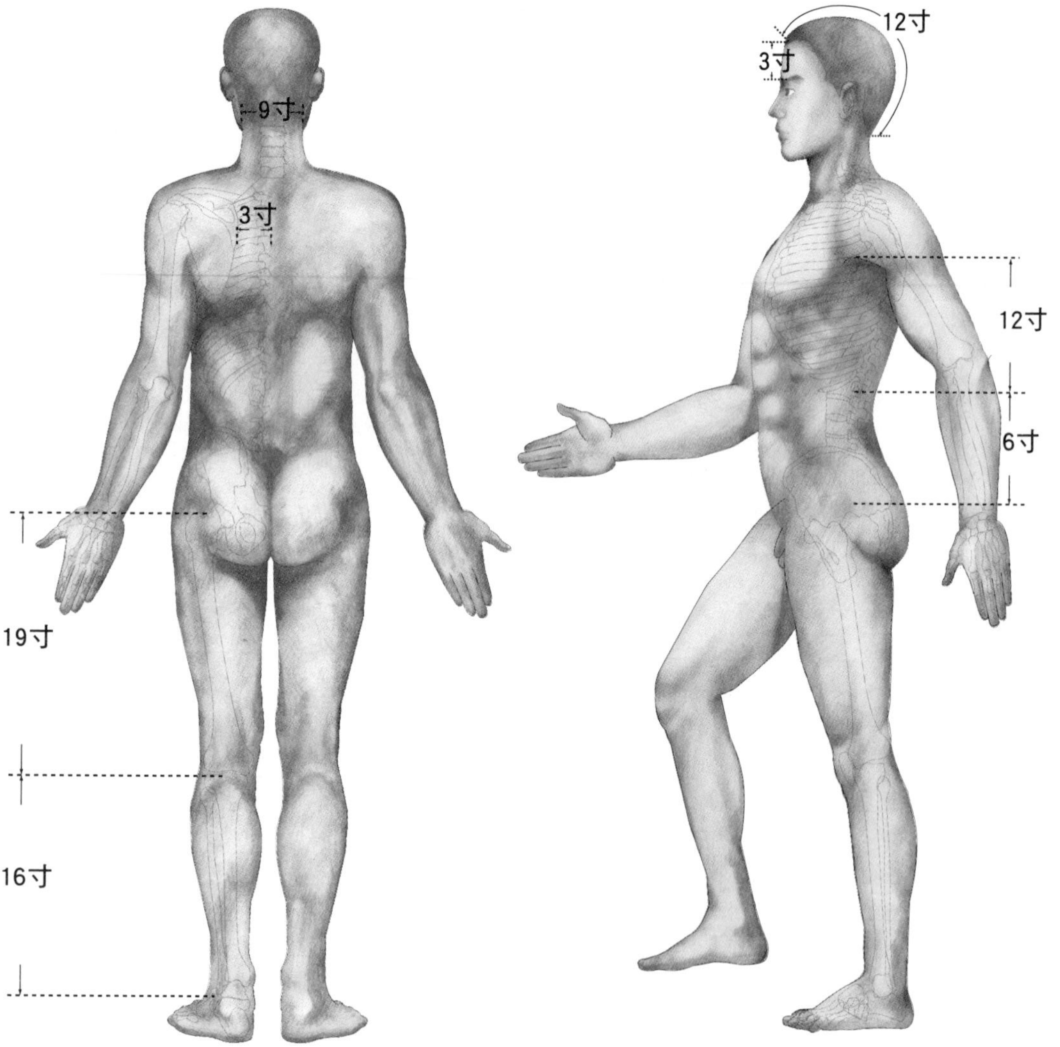


**圖47：**身體各個部位的同身寸。

看出，經絡的尺寸和每個人的身高有關。例如，在手上是把小臂從手肘到手腕定為十二寸，上臂則定為九寸。胸部和大小腿也各有不同的尺寸。因此無法用特定量尺上的絕對值來陳述。

指量法是比較普遍的量測穴位方法，或稱為手指同身寸。指量法有「中指法」，以自己的中指第二節屈曲時，指側兩端橫紋之間的距離做為一寸。第二種是「拇指法」，以自己拇指指關節的橫紋做為一寸。第三種是「橫指法」，以自己拇指以外的四指拼攏，以中指節橫紋處的寬度為準，四指橫紋為三寸。由於每一個人的胖瘦、高矮不同，用指量法選穴時，必需根據自己的情況，適當的做出調整。例如，太胖的人就不能用橫指法來度量。按摩時穴位的痛感和周圍的位置不同，因此自己找穴位時，先依著經絡圖找到大致的位置，再依痛感來做最後的確定。這是比較方便，而且被普遍應用的方法。

Q

**Frank問：**

心包積液通常是以什麼方式以及什麼管道來排出體外？

A

**吳清忠回覆：**

膀胱經是身體經絡主要的排泄通道，每一條經絡在膀胱經上都有對應的俞穴。身體大多數的經絡在每一個區段都是左右各一條，只有膀胱經在背上是左右各兩條，這種設計就像一個城市裡的大排水溝一樣。

心包積液通常必需經由膀胱經排入膀胱，再從小便中排出。因此，在按摩心包經時才需要先按摩昆侖穴，再按摩其他經絡和穴位。

＊ ＊ ＊

Q

Steve問：

能不能多談談所謂按對穴道時可以聽到水流聲的狀況與方式？為何會這樣？任何穴道都會有水流聲嗎（好像都會有，因為我似乎都有聽到）？但是每壓一個穴道就聽一次嗎？還是按了穴道沒聲就代表不通！通了就有聲？

A

吳清忠回覆：

由於人體的經絡是體液的主要流場，如果經絡通暢則體液將沿著經絡在體內流動。但並不是所有體液的流動都聽得到聲音的，一如您的經驗，按摩許多穴位都能聽到聲音的變化。

在實際的經驗中，當心包經通暢時，在特定的位置上可以聽到流水聲。心包經阻塞時，則聽不到任何聲音。目前醫界還沒有設備能從體外透視來觀察和驗證，而且這種體液流動的觀察和研究很困難。

從流體力學來考慮，應該要有很大的流速才會有那種聲音，因此，我們一起工作的流體力學專家對於這種聲音也很困惑。由於只有活體才有這種現象，因此，這個疑問從解剖屍體是查不明白的，可能需要等醫界有更好的透視工具時，才能真正弄明白這種聲音是如何產生的。

在實際應用時，通常是觀察聲音的變化，如果按到正確的穴位，正常的情形幾秒鐘後就能聽到聲音（較胖的人第一次按摩可能需要很長的時間，聲音才會出現變化）。按摩師必需累積一段時間的經驗，才能從聲音來判斷按摩。好的按摩師必需有不錯的記憶力，記住每一個客戶上次的聲音狀況，於下一次再觀察其變化，來評估這個客戶的狀況，處於改善或惡化之中，再調整其治療的對策。

自己按摩時，比較容易記住自己每一次的變化。只要觀察一段時間，就能掌握這種方法。人體的變化有時是很細微的，因此，中醫的學習講究的是悟性，最好的學習方法，是親身體查自己身上的細微變化，再加上深入的思考，慢慢的才能「體會」每一種方法的精髓。

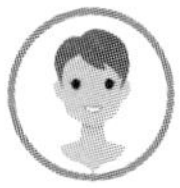

【第四章】

# 寒氣問答

**Q**

Ian問：

我一直以來都是偏瘦的體質，剛開始敲膽經時，有如書上說的會有浮腫的狀況出現，後來就消了；但是現在想要吃結實一點反而變的很難，請問老師，是天生的腸胃有問題嗎？要如何調養腸胃呢？

**A**

吳清忠回覆：

大多數偏瘦的體質都是肺虛的狀況，肺是身體布水的器官，肺虛使身體布水的能力下降，當各個器官都缺乏水分，必需養足了血氣，再把體內存在的寒氣排除了，才有機會改變體質。

＊＊＊

Q

Aichen問：

二〇〇七年四月拜讀您的大作後，深有同感，隨即奉行一招三式而出現下列現象：

1自十月開始肩頸背痠痛難耐，不明原因，並未碰撞摔傷，至今肩頸仍會痛。

2大約六、七月開始會咳嗽，於十一月開始咳痰，要咳好多下才有，痰是白色的。原本於五年前困擾我的鼻過敏，在咳嗽開始後，不藥而癒。

3十一月公司體檢發現我的肺纖維化，一年前檢查還是正常的，症狀：咳嗽易喘。肩頸問題有去看推拿，咳嗽有在吃中藥，但仍無法痊癒，並有腸胃不適的現象——拉肚子，胃口不佳。請問老師的看法，另外肺纖維化有可能逆轉嗎？

A

吳清忠回覆：

1肩頸的痠痛，常是三焦經的問題，三焦指的是上焦、中焦、下焦，也就是胸腹腔，這種痠痛常是胸腹腔之間的橫膈膜不適所引起的。您可以找人用兩手從背後壓制住兩側的肋骨，限制肋骨在呼吸時的擴充，然後連續做幾次深呼吸，隨著每一次的吸氣肋骨縮小時，盡量壓制住胸腔的擴充，使肺部無法橫向的擴大，只能往下擴大，壓迫橫膈膜。連續做十次的橫膈膜壓迫和放鬆，就能改善這種肩頸的不適。多做幾天，能使症狀逐漸消失。

2咳嗽後鼻過敏就消失，說明身體開始處理不同的寒氣，用咳嗽的方式來排除體內寒氣，通常這種情形，排除的是肺的寒氣。原來的鼻過敏則多半排除的是胃的寒氣。

3肺纖維化是嚴重寒氣的後遺症，如果能有效的調養血氣，把肺裡寒氣排出，是有機會逆轉的。

＊＊＊

## Sam Wu

這是一個大陸的讀者，在使用一式三招調養的過程中，身體出現過許多變化，寒氣的排除是最主要的重點。過程中我們透過書信的溝通，協助他順利的改善了健康。在此分享我們之間的書信往來，編輯時特別保留了通信的時間，提供讀者參考。

### 二○○六年十一月十三日，SamWu的來信：

自從開始按照《人體使用手冊》改變自己的生活方式後，的確感到身體狀況越來越好了。

1飯吃的比從前多了，體力比以前好了，一覺醒來覺得精神比以前好了。從前喝水一次只能喝幾小口，現在可以拿著水瓶猛灌，也沒有什麼不適的感覺（我覺得可能是脾臟的能力提升的緣故）。

2快四十歲的人了，臉上和後背最近經常長痤瘡，我過去年輕的時候長過，但後來就很少了。最近這一段時間又多了起來，不知道是什麼原因？

3腳汗好像也比以前多了，鞋裡經常濕乎乎的。

4半夜經常會醒，時間非常準時，前一週是三點半，每天都是同一時間醒。這週就變成兩點了。非常有規律。再過一週又變成十二點左右醒。醒了去小解，還能再睡。這是不是中醫所說的五臟調整與時辰的關係在起作用呢？

A

**吳清忠回覆：**

1可能過去吸收不好，身體缺了很多營養，現在吸收能力改善，趕緊補充，因此食量就增大了。

過去肺虛，喝了水也留不住，立即上廁所排了出去。現在肺的能力提升，各個組織開始大量充水，身體對於水的需求自然增加，這時體重應該會適當提升。

2調養過程身體會重複過去年輕時的各種症狀。後來很少的問題是很長的時間都沒有能力排出來。

3如果是腳底的汗，可能是身體寒氣較重的一種現象，會隨著血氣的升降而增減。如果是從腳趾縫裡排出，則可能是身體修復胃部留下的後遺症，不是壞事。

4這是多數人調養過程中都會出現的現象，兩、三點的醒轉，是新增的血液進入肝臟的結果。十二點左右則是由於身體修復工作使心包積液過多，身體的調整行為。這兩種現象說明你的身體正在進行修復工作。

## 二〇〇七年三月二十四日，SamWu的來信：

1我記得剛剛開始作一式三招的前半年，經常是有一段時間（比如兩三週）都是凌晨同一個時間醒，有時是兩、三點，有時是四、五點，也有時是一點左右。記得當時請教過您，您說，是在修復不同的器官。但我現在每天半夜醒的時間都不相同，也有時整晚都睡得很香，到早上六點左右才醒，醒了也不想睡了，這是什麼原因呢？

2最近額頭太陽穴附近總長痘痘，我已經三十七歲了，說起來都有點不好意思，怎麼這麼大歲數了還長這個？這是什麼經絡不通嗎？

3我現在經常看別人的手指甲，來推測他們的血氣的狀況，顏色發紅的就認為血氣水準高，發白的就是比較差的，這樣判斷對嗎？但是我觀察自己的指甲，發現，顏色並不是一成不變的，有的時候偏紅，有的時候發白，這是真實的呢，還是我的錯覺？

4健康的人也需要經常敲膽經，按摩心包經嗎？還是只要保證良好的作息時間就可以了呢？如果一個人的血氣以經很好了，再敲的話，是不是會有什麼副作用呢？俗話說，過猶不及嗎？

吳清忠回覆：

1身體調養初期，血氣較低，開始修復的問題可能也較大，因此修復一個器官的時間會長些。隨著血氣的提升，大的問題一一清理結束，問題愈來愈小，修復器官的時間也就會愈來愈短。開始時可能十天半月才修一個器官，慢慢的減為七、八天，三、五天，最後可能達到一天修好幾個器官。

2可能是胃或小腸經，不是不通，可能經絡正在處理問題，就近把經絡裡的堵塞物排出。

3身體修復器官時，血管中的血會減少，指甲就變色了。

4由於現代的環境因素，真正健康的人很少，膽經不通幾乎是現代人的通病。建議每個人還是把敲膽經當成日常的運動之一。敲膽經有時會造成失眠，這是主要的副作用，這時可以按摩膀胱經來改善睡眠。

二〇〇七年九月十三日，SamWu的來信：

1經過近兩年的調養，自我感覺身體比從前要好很多，但也總是沒有什麼食慾，晚飯吃得還挺香的，但飯量明顯不如過去了。不知是否跟我現在吃飯細嚼慢嚥有關係？另外，是不是不想吃的時候就可以不吃，乾脆省一頓？

2與第一條對應的，最近體重也輕了兩公斤（我從一九九三年大學畢業後，體重一直保持在七十公斤左右，按我的身高一百七十七公分，應該是偏瘦，只是大腿內側的肥肉比較多）。

3從今年夏天以來非常愛出汗，以前即使是夏天天氣很熱，我身上也很少出汗，但手上汗卻很多（我對這一點印象深刻，那時做引體向上的動作時，因為手滑經常會握不住單槓掉下來），現在手汗少了，可是前胸後背卻出汗很多，即使天氣不是太熱的時候，後背也常濕乎乎的，晚上睡覺時也常是一身汗。

4以前身體不好時，經常參加一些劇烈的體育活動，後來看了您的書後，不敢了。現在因為時間的關係，有點反過來了，很少運動。頂多是上下班時，走路二十分鐘。另外，請問自我按摩可以完全代替運動嗎？

**吳清忠回覆：**

1細嚼慢嚥之後，食量本來就會降低，這是很正常的。自然界並沒有哪種動物是一日三餐的，不想吃時，就不用吃。每週少吃一、兩餐，身體反而更輕鬆。

2體重在兩三公斤之間的變化，是很正常的，有時又會回來。

3這是手汗好轉時的現象，表示你肺的寒氣已改善了。

手汗是肺裡寒氣太盛，阻滯了汗腺，使身體部分區域的出汗減少，只好從手上或腳底排出。隨著身體的逐漸改善，寒氣陸續的排出，汗腺逐漸恢復正常，手汗和腳汗就慢慢改善了。

4您的走路運動量應該足夠，也可以在晨間做些輕鬆的運動，充分的按摩可以替代運動。不過，隨著血氣的逐漸上升，運動量可以適當的增加。運動還是最有趣的疏通經絡手段。

## 二〇〇八年元月三十日，Sam Wu的來信：

從上週日開始發燒，到現在才差不多退了，白天如果不吃退燒藥的話，經常在三十八度左右，到晚上就更高，最高到過三十九度多。我已經十幾年沒有這樣發過燒了。我知道是自己經過這一兩年的調養，體質增強的結果。我現在真的相信看您的BLOG裡面說的「人生如道場」，生病對於我們這些想要學習中醫的人來說，真是一個難得的課堂，正好可以把以前學到的東西總結一下，請您點評。病中我又重讀《人體使用手冊》中的「寒氣」一章，覺得跟我的病情非常相似。但也有一些地方還不太明白，向您請教。

1從開始發燒的前幾天就先覺得鼻子和嗓子不適，不過正好這段時間我兩歲半的兒子也發燒在家休息。有沒有可能是兒子把感冒傳染給我的呢？如何區別是人體在主動向外排寒氣，還是有外界誘因引起的？

2我發燒的前兩天，打了無數的噴嚏，清鼻水像打開了水龍頭一樣往外流，而且非常的涼，我知道這是自己過去都是以吃抗生素的方法抑制寒氣排出所造成的後果。其實自從我前兩年開始調養起，就會在每天早晨大便時，流很多涼涼的鼻水，但便完即止，也沒有其他症狀，我以為會用這種方法把肺裡的寒氣慢慢排完（肺與大腸相表裡，對嗎），也沒有什麼痛苦，不影響生活。但這一次實在是很痛苦啊。

關於發燒，我已經有十多年沒有發過這麼高的燒了，其實最高的時候應該是在夜裡，我也沒有量過，但肯定超過三十九度，到四十度也說不定。發燒太高的時候，我會吃兒子的退燒藥降溫（布洛芬口服液），但我覺得這種退燒的方法可能不太好，出汗太多了。相反有時燒得很高時，倒會覺得暖融融挺舒服的，但是因為怕出問題，還是吃了退燒藥。

3 我兒子發燒是第一天最高，後來一天比一天低，我正好相反，一天比一天高，但感覺愈來愈好，因為後來不流那麼多鼻水了，鼻子舒服了。風寒感冒與風熱感冒。病初起時，我吃了同仁堂的感冒清熱沖劑是專門治風寒感冒的解表藥。但到第三天鼻水雖然少了，但從清的變黃了。我看說明書上說流黃鼻涕是風熱感冒，不知這個該怎麼理解呢？

4 食慾一直還可以（就是聞不到飯的香味了），大、小便也正常，說明不是什麼大病，不用擔心。

5 發燒時，用熱水泡腳，有時會覺得身體內部深處的寒氣，呈放射狀的出來，很難形容，就像受涼時打寒戰，但又不太一樣。

6如果發燒之前，去刮痧或拔罐，是不是就不會這麼痛苦了？

A

吳清忠回覆：

1除非是病毒性的感染，否則排寒氣的發燒是體內的寒氣和肺氣對峙形成的。身體為了排除寒氣會集中能量在肺裡，形成肺熱的狀態。這種情形不是細菌或病毒引起的，因此不會傳染。您可以試著用酒水（熱水加米酒以一比一的比例，調成孩子可以接受的溫度）幫孩子推肺經，如果能有效退燒，說明肺經疏通提升了肺氣，打破了對峙的情形燒就退了，不是細菌或病毒性的感染。如果按摩了肺經仍然沒有退燒的跡象，同時熱度超過攝氏三十九度，仍持續上升。就要到醫院裡檢查，否則演變成肺炎，會有很高的危險。肺炎是細菌性的感染，必需依賴西醫的方法才能解決。

2這種痛苦是正常的，原來的那種排法，算是有福氣。但是現在血氣能量更足了，身體就用更大的力度來排寒氣，雖然痛苦，但卻是更有效率的。肺與大腸互為表裡，才會大便和清鼻水一起排。

3您處理得很好，發燒的情形要特別小心，隨時要考慮是否有肺炎的可能性。如果延誤了肺炎的治療，細菌會成等比級數的快速發展，是有生命危險的。

風寒感冒排的寒氣是表層的寒氣，不易發燒，流清涕。風熱感冒排的是肺裡深層的寒氣，程度上比較重，會發燒，流黃涕。

4身體修復所造成的症狀就是如此。繼續保持這種正向的態度，對於這類症狀的承受力就更高了。

5這時不宜用熱水泡腳，熱水泡腳會把血氣往下引，身體用於排寒的能量被分散，反而不好。多休息，喝點熱水、薑湯或其他熱性的中藥，最好就近找中醫師開藥方，供給身體更多能量，更快的把寒氣排淨。

6應該沒有太大差別，身體能力愈好，排的力度愈猛，愈痛苦。但是身體的寒氣出去得也更多，是好事。這些痛苦只是短期的，忍點就過了。

## 二〇〇八年二月一日，SamWu的來信：

還有幾個問題請您指點：

1在發燒的時候，我感覺無論躺著，坐著，頭都是暈暈的，很難受。但是如果做一些打坐調息的靜功，感覺會好一點，我想知道這樣做真的對身體有幫助呢？或者只不過是一種心理作用？

2我想知道，像這樣激烈的排除寒氣的過程會經歷幾次，才能把過去多年累積的寒氣徹底排完？除肺經外其他經絡的寒氣也都要透過這種方式排出嗎？

3「您可以試著用酒水（熱水加米酒）幫孩子推肺經，如果能有效退燒，說明不是細菌或病毒性的感染。」如果孩子吃了退燒藥後可以退燒也能說明這一點嗎？您能介紹一下推肺經的具體方法嗎？是推哪一段肺經還是整條肺經都要推？是從手上的少商、魚際向上推還是從上向下推？一般需要推多久或推多少次可以見效？

4我兒子是從上週四開始發燒，第一天很高，感覺肯定在三十九度以上（我兒子不願意量體溫，我們主要是通過他的精神狀態來判斷），我是通過一些小兒推拿的方法幫他降溫，感覺是有效的。後來就一天比一天低，從週一開始每天有些小咳嗽，頻率是越來越少，並且每天傍晚時還有點熱度，大約三十八度左右。我們給他吃了一點以前常吃的「王氏保赤丸（好像是以黃連、大黃等成分為主）」。這樣處理正確嗎？

5關於小孩子發燒，是每個家長最關心的問題，北京現在好一些的兒童醫院，天天爆滿。我的想法是能不去就儘量不去，但這個分寸總覺得很難把握。加上家裡人的意見不一致，更讓人頭疼。

A

## 吳清忠回覆：

1確實有幫助。打坐調息時，身體的狀況很像睡眠狀態，甚至比睡眠狀態更輕鬆，人體的意識不再占用能量，身體的能量全部由潛意識占用，用來處理疾病。

2每一個人體內寒氣的數量不同，血氣能量不同，每次排泄寒氣的力度也不同。因此沒有辦法預測需要幾次才能把寒氣排淨。肺經的寒氣實際上有一部分在肺的深處，這種寒氣的排泄最辛苦，有發燒的反應。其他表面上的寒氣排泄，就不容易出現發燒的情形。不過相同的是所有寒氣的排除都要身體自己有足夠的血氣能量，才能啟動排泄的程式。當然，也有中藥或經絡的調理能加快寒氣的排泄，這些方法的基本仍然需要病人配合調養血氣，才能有好的功效，而且需要有高明的醫師協助。

3大多數的退燒藥都只能維持三、四個小時，而且退燒藥有很多種，有些其中也有抗生素，因此，很難用退燒藥能退燒來判斷。無論由上往下或由下往上推，都能有效退燒。肺經的走向是從胸到手，我自己的做法是順著肺經的走向，由上往下推，主要在提升肺的能力。比較方便的做法是推手肘以下到姆指的那一段，這樣就會有效果，當然如果能整條肺經推效果會好些。至於推多久或多少次可以見效，就很難說，這種排寒氣的力度，與孩子身體的能力有關。

4您處理得再好不過了，按摩和使用的中藥都不會造成後遺症，而且不會把寒氣壓抑在體內，而是讓身體自然的將寒氣排出。

5確實是一個令人頭疼的問題，我的建議是在攝氏三十九度時，就使用退燒藥，通常都能達到退燒的目的。如果看不出有退燒的跡象，最好能立即去醫院診治。感冒發燒最擔心衍生成肺炎，肺炎的細菌繁殖極為快速，一不小心就錯過了治療的時機，會造成生命的危險。西藥的退燒，能有效避免許多風險。缺點是使身體排寒氣的工作暫時停止，不過並不會對身體造成傷害，只是會拉長排除寒氣的時間，但從安全上考慮，多花點時間還是值得的。

【第五章】

# 綜合性問答

Q

小魚問：

我的寶寶兩歲了，一歲左右開始便秘，看過西醫，說讓他多吃粗纖維食品，開始有一定改善，但沒過多久又不行了，九月份看了您的《人體使用手冊》，開始給寶寶敲膽經，按摩心包經及推腹（這個他不太喜歡所以做得不太規律），食慾絕對是大大改善，以前不好好吃東西，現在什麼都愛吃（想到這裡就開心極了，真是感謝您），便秘的情況有些許好轉，但便便仍是有些乾，有個學過中醫的朋友說寶寶有肝火，於是開始按摩腿內側的肝經，其他沒什麼變化，就是最近起床後眼屎特別多，眼睛都睜不開，得用水洗一下才行，請問這是什麼原因，另外，寶寶的便秘有什麼辦法能治療嗎？萬分感謝。

A

吳清忠回覆：

肺和大腸互為表裡，大便乾通常是肺熱造成的。肺熱則是身體為了排除寒氣，把能量集中在肺裡形成的。可能得等他的寒氣排淨，大便乾的問題才能徹底改善。眼屎可能和小腸的修復有關，小腸和心臟是互為表裡的。不過只要持續推他的經絡，並且讓他早點睡，一段時間自然會改善。

＊＊＊

Q

Pei chen 問：

全家皆已拜讀過你的書，受益良多。尤其是我婆婆，六十七歲，每天都有敲膽經，但近來夜間頻尿問題愈來愈嚴重，甚至一兩個小時就起床尿一次，有時還會來不及跑廁所。她本身有高血壓，讀完你的書後刻意停了西藥，但定期西醫追蹤複診，發現血壓又飆起來，她心裡害怕只好繼續服降血壓的藥。請問該如何處理改善？謝謝。

A

吳清忠回覆：

夜間頻尿多半是肝熱的現象造成的，建議可以在傍晚泡熱水腳，可以泄除肝熱。高血壓的患者最好不要貿然停藥。建議先調整藥量把血壓控制在一百四十，這是安全的高壓，不容易造成生理的傷害，同時讓身體警覺仍處於高壓。當血氣提高之後，同樣的藥量會使血壓略降，假設降至一百二十，並且穩定維持了一段時間之後，就可以適當減少藥量，使血壓回到一百四十。這樣反覆進行幾次，隨著身體的逐步改善，藥就能安全的停掉了。如果開始就把血壓控制在一百二十，就算血氣提升了，身體也不會把血壓降下來，就無從減輕藥量了。

＊＊＊

Q

**lwc 問：**

我有兩個問題請教：

1因為要照顧初生嬰兒，基本上不能在晚上十點前休息睡覺，不知有沒有其他方法，可以提升血氣？

2我爸爸現年六十三歲，十年前做過心臟俗稱通波仔手術，近月頭面有浮腫的問題，嚴重時眼皮會腫得不能上提，眼睛只留一線，已檢查心、腎等，但沒有發現問題，我給他按摩或刮痧，只心包經有明顯的反應，不知我應從哪裡著手去改他的浮腫問題？

A

**吳清忠回覆：**

1您有初生嬰兒，顯然年齡不大，幾個月的晚睡不致於造成身體太大的問題，只要先把時數睡夠就好，等嬰兒略大再來調養，您明白睡眠的重要性，就不會把身體弄到太差的地步。

2令尊的症狀是心包經阻塞的現象，心包經的阻塞是脾虛引起的，脾虛則說明他夜間身體正在修復身體某個器官，修復腸胃的機會比較大。因此，要注意細嚼慢嚥，改善食物的吸收，進而減少食量，減輕腸胃的負擔，這才能去除病根。

＊＊＊

Q

**Flylover問：**

先前買了您的書來看，還反覆看了好幾遍，獲益良多，非常感謝。想請教您一下，不知道您對高度近視好發的飛蚊症有什麼看法跟建議，其實，我在四百多度時就有飛蚊症了，同屋簷下的妹妹卻幾乎沒近視，目前我的近視大概在一千度，飛蚊症蠻影響視線的（尤其在大太陽下），家人也對我的高度近視擔憂，西醫的看法是……無解，除非做雷射切除角膜，有機會可以燒掉一些造成飛蚊症的物質，但我又對我這度數狂升的體質大感不解，想為自己做點什麼，卻不知道該如何下手，謝謝！

A

**吳清忠回覆：**

中醫有「子午流注」的理論，所有經絡是依著子午流注的順序首尾相連，連成一個八字形的連續圖形。經過眼部的經絡前一條是小腸經，後一條是膀胱經。膀胱經的起點是內側眼角的睛明穴。擔負眼部營養輸送的經絡是小腸經，小腸和心臟是互為表裡的臟腑，小腸的問題多半和心臟有關。嚴重的近視可能和心臟有關，您可以試著按摩腋下中心點的極泉穴，如果出現明顯的疼痛感即說明這種推論可能是對的。心臟的問題必需有很高的血氣，身體才能啟動修復的機制。因此，調養血氣是最重要的手段，也就是早睡和敲膽經是最重要的調養方法。等血氣升高了，身體在夏天才會修復心臟，居時晨間會很不容易起床，起床後也會很疲倦，即是身體開始修復心臟的現象。到時候早上晚些起床，讓身體有機會把問題處理好。當血氣開始提升時，您度數應該就不會繼續惡化，心臟改善後，度數有可能開始減輕。從中醫的觀點，以及過去的經驗，這是可以逆轉的。

* * *

Q

**寧靜海問：**

您的大作真的解了我不少疑惑，謝謝您的無私分享，我幼時右腳大腿髖關節處脫臼，因父母誤以為是小兒痲痺，未加治療，導致跛行，現在我已四十歲，兩腳的差異越來越大，自不待言，而且走或站二個小時就受不了，特別是腳底痛得寸步難行，我不想開刀換關節，是否有自救的方法呢？另外，我可能就是老師書中提到「肺虛」的情況，容易口渴但喝了水就想上廁所，臉色枯黃，但我並不瘦，來美後還多了三公斤（目前一百六十公分，五十一公斤），雖不認為自己悲觀，但很容易受感動而落淚，請問若是肺虛該如何調養呢？謝謝！

A

**吳清忠回覆：**

您先天不足，後天可能也失調，隨著年齡的增長，兩腳的差異也就愈來愈大。其實不止兩腳，是全身左右的差異都愈來愈大，這說明血氣愈來愈差。肺虛的人膽功能也必定不好，吸收自然也不好。因此，改善吸收成為您最重要的調養之道，敲膽經是其一。但重要的是要比別人更早睡。身體好比一部車，睡眠的另一種意義是把身體送回保養廠。醒著時，你的意識占用著身體，車一直開著。既然車子已經出現故障，就要增加保養的力度了。

＊＊＊

Q

**Shirley問：**

最近幾年我的眼睛沒有眼淚，睜眼困難，西醫說是乾眼症，無藥可醫，只能用人工淚液緩解。近來，我越來越覺得閉眼比較舒服，但是不能好好閱讀、安全開車，甚至走路都會撞牆，很是煩惱。不知道老師曾否診過乾眼症的病人？謝謝！

**吳清忠回覆：**

身體的經絡是體液流通很重要的通道，而且是順著子午流注法，一條一條相接的。經絡流經眼部之前是小腸經，再由內眼角的睛明穴進入膀胱經。因此從經絡來看，乾眼症多數和小腸有關，而小腸和心臟互為表裡，應該從這個方向尋找解決的方案。另外，如果身體的水分很少，也可能使眼淚變少，這就需要從肺虛著手了。也就是影響眼淚的因素不是單一的，必需從身體整體的調養做起。也就是從血氣調養做起。

＊＊＊

**Zoe問：**

飛蚊症及耳鳴有辦法治好嗎？

**吳清忠回覆：**

飛蚊症是血氣不足加上心臟和小腸的問題形成的，因此調養血氣，經常按摩心經的極泉穴，有機會改善。耳鳴則是血氣不足加上腎氣不足形成的，同樣要調養血氣，再按摩腎經的太溪、復溜及湧泉穴，有機會改善。

Q

JimmyLio問：

如果敲膽經能刺激膽汁分泌，敲身體其他經絡會否有類似效果，刺激所屬臟腑的活動？如按摩手太陰肺經，能否刺激肺部排寒？按摩大腸經能舒緩便秘的情況？

A

吳清忠回覆：

每條經絡的處理方法不同，敲肺經不能刺激肺部排寒氣，身體排寒氣需要大量血氣。養足了血氣，身體自然會啟動排寒氣的工作，居時肺經可能會出現疼痛，那時就需要按摩肺經，提升肺的能力，讓肺有能力把寒氣排出。便秘也不單單是大腸問題引起的，必需明白問題的根源在哪裡。

＊＊＊

Q

Geniuslliu26問：

您在《人體使用手冊》中說，血氣增高的時候，身體會開始自我治療，這時有生病的症狀。如何分辨這是身體治病的情況，還是患了新的疾病呢？

＊＊＊

## 吳清忠回覆：

這是一個困擾了我很久的問題，經過長期的觀察和體會，發現身體的修復行為有三種情況。

以我自己經常出現的排寒氣為例，有時候很冷時衣服穿少了，很快就會出現感冒的症狀。這是身體血氣仍不算太差，當寒氣進入身體時，必定會立即嘗試排除寒氣，於是就出現了感冒的症狀。如果能量不足，則寒氣就被儲存在肌膚下，而沒有太多的症狀。這是第一種情形。這種情形的感冒，可以喝薑茶並且多休息，增加身體的能量，加快排除寒氣。

第二種情形是身體本來就儲存不少寒氣，當工作勞累時，也會出現感冒的症狀。這時並不是身體真有足夠的能量發動排寒氣，而是透支的肝火使身體出現錯誤的動作。用中醫的語言，這是虛火引起的。由於沒有足夠的能量，因此寒氣並沒有真的被排出，空有症狀卻沒有效果。這種情形只要泄除了肝火，症狀就會停止了。

第三種情形是作息良好，身體狀況提升之後出現感冒的症狀，這種症狀泄除肝火或肺熱都無法終止，是身體真正有效的排寒氣。這時可以用第一種情形的方法，提升身體的能量，更有效的排除身體的寒氣。

由於當前的身體檢查沒有血氣指標，因此血氣的上升或下降，或身體是不是有虛火，都無法從用儀器量測。只能自己回顧近期一段時間的生活作息，以及是否遭遇寒氣的侵襲來判斷。

國家圖書館出版品預行編目資料

人體使用手冊2：人體復原工程 / 吳清忠作. -- 修訂版. -- 臺中市：晨星, 2018.03
面; 公分，（健康與飲食；18）
ISBN 978-986-443-407-7（平裝）
1.中醫理論 2.經絡 3.養生

413.1 107000431

健康與飲食18

# 人體使用手冊2：人體復原工程（修訂版）

| | |
|---|---|
| 作者 | 吳清忠 |
| 主編 | 莊雅琦 |
| 網路編輯 | 吳孟青 |
| 封面設計 | 陳嘉吟 |
| 美術排版 | 曾麗香 |
| 創辦人 | 陳銘民 |
| 發行所 | 晨星出版有限公司<br>台中市西屯區工業30路1號1樓<br>TEL：04-2359-5820 FAX：04-2355-0581<br>行政院新聞局局版台業字第2500號 |
| 法律顧問 | 陳思成律師 |
| 初版 | 西元2008年5月 |
| 二版 | 西元2018年3月1日<br>西元2023年3月15日（四刷） |
| 讀者服務專線 | TEL：02-23672044 / 04-23595819#212 |
| 讀者傳真專線 | FAX：02-23635741 / 04-23595493 |
| 讀者專用信箱 | E-mail：service@morningstar.com.tw |
| 網路書店 | http : //www.morningstar.com.tw |
| 郵政劃撥 | 15060393（知己圖書股份有限公司） |
| 印刷 | 上好印刷股份有限公司 |

可至線上填回函

定價300元
ISBN 978-986-443-407-7

Published by Morning Star Publishing Inc.
Printed in Taiwan
（缺頁或破損的書，請寄回更換）